U0378610

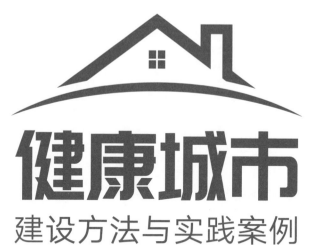

健康城市

建设方法与实践案例

宫 鹏 杨 军 主编

清华大学出版社

北 京

图书在版编目（CIP）数据

健康城市建设方法与实践案例 / 宫鹏，杨军主编. — 北京 : 清华大学出版社，2022.8
ISBN 978-7-302-60735-9

Ⅰ.①健…　Ⅱ.①宫…②杨…　Ⅲ.①城市卫生－研究－中国　Ⅳ.①R126

中国版本图书馆CIP数据核字(2022)第073509号

责任编辑： 张占奎
装帧设计： 陈国熙
责任校对： 欧　洋
责任印制： 丛怀宇

出版发行： 清华大学出版社
　　　　　　网　址： http://www.tup.com.cn，http://www.wqbook.com
　　　　　　地　址： 北京清华大学学研大厦 A 座　　　**邮　编：** 100084
　　　　　　社 总 机： 010-83470000　　　　　　　　**邮　购：** 010-62786544
　　　　　　投稿与读者服务： 010-62776969，c-service@tup.tsinghua.edu.cn
　　　　　　质量反馈： 010-62772015，zhiliang@tup.tsinghua.edu.cn
印 装 者： 三河市东方印刷有限公司
经　　销： 全国新华书店
开　本： 170mm×240mm　　**印　张：** 10.75　　**字　数：** 191 千字
版　次： 2022 年 9 月第 1 版　　　　　　　**印　次：** 2022 年 9 月第 1 次印刷
定　价： 80.00 元

产品编号：095326-01

前言

在2016年8月召开的全国卫生与健康大会上，习近平总书记指出：要把人民健康放在优先发展的战略地位，努力全方位、全周期保障人民健康，并强调"没有全民健康，就没有全面小康"。同年10月中共中央、国务院发布了《"健康中国2030"规划纲要》（以下简称《纲要》），提出了健康中国建设的总体目标、指导原则和重点行动方向。这些方针政策体现了党和政府对人民健康福祉的高度重视，显示了健康作为我国可持续发展的基石地位。在《纲要》中确立的健康目标实现之后，我国国民的整体健康水平将迈入世界发达国家之列。贯彻和落实全国卫生与健康大会的精神和《纲要》内容，成为了当前各级党委和政府的重要任务。

城市在健康中国的建设中具有举足轻重的作用。一方面，我国常住人口城镇化率已经超过60%，城镇人口的健康直接关系到健康中国建设的成败；另一方面，城市是推行全民健康战略的最佳载体。城市集聚的社会经济财富和作为科技创新中心的地位，决定了其在国家健康管理中的主导地位。我国改革开放四十余年来快速的城市化进程已经产生了巨大的健康效益。城市化让更多的国民更为便捷地享受到教育、就业和医疗等公共服务，带来了系列健康红利，其中最为直观的是我国城市居民的人均期望寿命在持续增长，已经优于中高收入国家的平均水平。但同时，城市化也给我国城市带来了新的健康挑战。快速城市化和工业化带来了人口从乡村向城市的大规模迁移、环境污染、居民生活方式改变以及社会结构的解体和重组等诸多变化。在这些环境和社会经济变化的综合影响下，我国城市正面临着慢性疾病患病率上升、新发传染疾病不断出现、快速老龄化带来的养老压力、心理疾病患病率上升、医疗卫生支出增加，以及一些地区健康不公平现象日趋严重等问题。这些问题对实现健康中国建设的总体目标构成了挑战。

在新形势下，健康城市建设成为了我国城市落实健康中国行动，实现全民健康的重要抓手。纲要提出的"大卫生、大健康"建设方针意味着，我们需要对广泛的健康影响因素进行管理，这远远超出了卫生部门的职能范围。目前，只有各级城市政府才拥有落实该方针所需的政治权力、经济和人力资源。同时，诸如传染病等健康问题只能通过城乡协同来从根本上予以解决，而我国城市作为行政区划所具有的城乡二元特性，决定了城市政府在解决此类问题上负有主体责任。

在新形势下，城市政府负有更大的健康管理职责，需要新的城市健康知识体系的支撑。城市管理者需要基于一个新的理论框架来综合认识包括基础设施、生态环境和人口结构在内的自然和社会经济等健康决定因素的影响，需要有应对复杂的健康挑战的系统方法，从而承载纲要中提出的目标和重点行动。健康城市提供了这样的理论框架和系统方法。健康城市建设的本质是要将健康置于城市的政治和社会议程当中，旨在通过良好的、精细化的城市管理来改善城市居民的整体健康状况。《健康中国行动（2019—2030年）》明确规定了各级政府在落实健康中国行动中的主体责任，并提出了系列考核指标。其在健康水平和重大疾病方面的指标都瞄准了国际领先水平。在过去，我国的城市主要是通过提高医疗服务水平和医疗科技的发展，在这些指标上取得了举世瞩目的进展。但是，由于我国城市在这些指标上已经居于一个较高的水平，医疗卫生措施所能带来的提升效应在逐渐减少，要更进一步非常不易，所以需要对所有健康影响因素进行综合管理。健康城市建设不是开展一项新的运动或项目，而是采用系统的方法来解决城市在健康中国行动中所面临的、需要同时应对的多个健康问题。这些问题兼顾健康和发展，是全面提高居民健康水平的根本挑战。因此，健康城市的建设是在城市中落实健康中国行动的最佳方法途径。

基于上述原因，在我国城市中进行健康城市的建设是刻不容缓的时代任务。自20世纪90年代以来，在小规模的健康城市试点建设的基础上，全国爱国卫生运动委员会在2016年发布了《关于做好健康城市健康村镇建设工作的通知》（全爱卫办发〔2016〕3号），并在全国选取了38个城市进行健康城市建设试点工作，开启了我国健康城市全面发展的新阶段。在通知中，全国爱卫办明确指出需要开展我国健康城市的理论创新和实践探索。这一要求是对当前我国健康城市建设所处阶段的清醒认识。国际上的健康城市运动始于1986年，我国虽然从1994年就开始了小规模的试点，但我国的健康城市建设依然处于一个起始阶段，和国际上的领先城市还存在差距，还在寻找一条适合自己国情的健康城市建设道路。在这种情况下，为了便于城市管理者掌握当前健康城市建设的理论、方法和实践情况，更好地开展具有中国特色的健康城市建设的探索，我们编写了本书。书中对健康城市概念及其理论基础进行了简要介绍，针对全国爱卫办提出的健康城镇建设主要行动方向，对过去三十多年健康城市的方法进行了系统的梳理，并剖析了健康城市建设优秀案例。我们期盼本书能为健康城市建设的政策制定、规划和实施提供有益的参考。

本书在写作过程中得到了世界卫生组织中国代表处姜晓朋先生的大力支持。复旦大学傅华教授、同济大学王兰教授、清华大学武廷海教授、四川省疾病预防与控制中心杨长虹研究员和苏州市卫生健康委员会刘俊宾处长对书稿提出了宝贵的修改意见，特在此予以致谢。本书作者得到了清华大学—丰田联合研究基金"智慧城市健康系统研究"课题、世界卫生组织中国代表处"中国健康城市行动框架和进展报告"项目、国家重点研发计划（2017YFA0604401）项目和Delos（香港）有限公司的资金支持，在此一并予以致谢。

宫鹏　杨军

2022年4月

目录

CONTENTS

第一章　绪论 1

　第一节　健康城市的理论基础 2

　第二节　我国健康城市的发展 3

　第三节　健康城市与健康中国2030 6

第二章　健康城市发展规划 11

　第一节　健康城市发展规划的指导思想 12

　第二节　健康城市发展规划制定过程 17

　第三节　健康城市建设目标 21

第三章　健康城市建设常用方法 25

　第一节　城市健康状况调查方法 26

　第二节　健康影响评价方法 35

　第三节　健康均等性评估方法 41

　第四节　健康城市政策评估方法 47

　第五节　健康城市政策经济影响核算方法 53

第四章　健康城市建设重点关注方向 59

　第一节　跨部门合作 60

　第二节　公私合营 62

　第三节　健康城市规划设计 67

第四节　公众参与 71

第五节　监测与评估 74

第六节　研究与创新 77

第五章　健康城市建设优秀案例 81

第一节　上海市 82

第二节　新北市 88

第三节　哥本哈根市 93

第四节　芝加哥市 95

第五节　东京市 98

第六节　其他城市的特色实践案例 102

参考文献 105

附录　相关文件 113

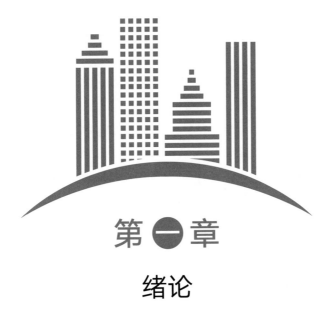

第一章

绪论

　　世界卫生组织将健康城市定义为："健康城市应该是一个不断开发、发展自然和社会环境，并不断扩大社会资源，使人们在享受生命和充分发挥潜能方面能够互相支持的城市。"健康城市是在对影响居民健康的城市环境和社会因素的认识不断加深下的产物。健康城市方法为中外城市管理者实现系统化的城市健康管理提供了一个可行的方法论。

第一节　健康城市的理论基础

世界卫生组织在其宪章中将健康定义为："健康是生理、心理和社会等三方面全面安康的状态，而不仅仅是没有疾病或者身体强健。"健康是每个人都享有的权利，这已经成为国际社会的共识。促进国民健康是各国政府社会经济发展目标的重要组成部分。2015年，在联合国公布的可持续发展目标中，"良好的健康和福祉"被列为国际社会需要在2030年达成的可持续发展目标。影响健康的因素众多，但个人所处的生活环境对健康的影响，日益被世人所认识。因此，1986年11月21日于加拿大渥太华召开的第一届健康促进国际会议达成了健康场所促进健康的共识，将"健康在人们日常学习、工作、游玩和互爱的生活场所中，被人们所创造和享有"写入了《渥太华宪章》这一健康促进的纲领性文件中。

世界卫生组织从1988年开始在欧洲正式开展了健康城市的建设工作，并将其作为落实健康场所共识的主要行动。世界卫生组织欧洲办公室给出了上述健康城市的定义，并指出任何城市只要采用健康城市建设方法，就可以成为健康城市。健康城市方法的核心思想是将健康置于城市的政治和社会议程之中，旨在通过良好的城市管理来改善城市的健康状况。健康城市方法强调识别健康的决定因素，并提出要让所有利益相关者来参与管理这些因素。健康城市方法强调平等性、参与式治理和跨部门合作，并在应对健康的决定因素时采取实际行动。在欧洲开始健康城市建设的同时，加拿大和美国的城市也先后开展了健康社区和健康城市建设。随着世界卫生组织在各地办公室的推动，健康城市的建设工作逐渐扩展到全球。迄今为止，作为全球健康城市建设"领头羊"的欧洲，其健康城市项目已经进入到第7个五年阶段，建设的重点也从最初的单纯发展公共健康政策转到现在的和国际社会可持续发展目标互相融合和互相促进。

健康城市最先在欧美城市被提出和应用，这是由当时欧美城市的发展状况和面临的健康挑战所决定的。在这些城市中，城市扩张和以汽车为主的交通方式引起了如空气污染、交通伤害、静态生活方式，以及肥胖人群和糖尿病患者增加等问题。与此同时，公共卫生部门只关注疾病的直接致病因素和治疗，而忽视影响疾病的城市建成环境或社会经济因素。虽然在医疗技术上取得了诸多突破，但城市却仍然面临着新老传染疾病交替流行、慢性病患病率不断增长，以及不同社会群体间健康不平等现象日益增加等问题。城市管理者因而意识到：卫生部门不能独力解决那些因经济增长和城市化而产生或加重的健康问题，解决这些问题需要一个全新的方法体系。该方法体系需要充分体现健康问题所涉及的伦理与政治层面的复杂性，要对健康问题内在的复杂性有充分认识，并立足于人群健康的循证科学研究进行政策转化。在这样的认识下，健康城市方法作为一个应对21世纪复杂城市健康问题的方法被提出并得到广泛应用。

第二节　我国健康城市的发展

健康城市在我国的发展历程可大致分为三个阶段，即探索阶段、试点阶段和全面发展阶段。

探索阶段始于1994年，在世界卫生组织西太区办公室"健康城镇-农村向城市化发展的新城区"项目的支持下，卫生部开展了包括上海市嘉定区和北京市东城区两个城区在内的试点建设工作。在上海市嘉定区的建设以"健康环境、健康人群、健康社会"为核心，提出了健康发展计划，并建立了一套健康城市评价指标体系。在北京市东城区的建设以开展一系列的环境综合整治和群众性爱国卫生运动为主。这个阶段是将健康城市的理念和方法引入我国的有益尝试，为后期我国健康城市的发展提供了有益经验。

2001年，苏州市被全国爱卫办推荐参加世界卫生组织"健康城市"项目试点，标志着第二阶段的开始。2007年，全国爱卫办正式启动健康城市试点项目，将试点城镇扩大到上海、杭州、苏州、大连、张家港、克拉玛依、北京东城区和西城区、上海的闵行区七宝镇和金山区张堰镇等十个城镇。这个时期主要以各试点城镇的自主摸索为主。如苏州市卫生局和苏州市爱国卫生运动与健康促进委员会制定了11类项目标准，并成为在世界卫生组织西太区办公室支持下建立的健康城市联盟的会员。上海制定了第一个健康城市三年行动计划，确定了8项目标任务，其中包含104项指标。在这个阶段所积累的建设经验为后面健康城市的全面发展奠定了基础。

在前述工作基础上，2013年12月，时任国务院副总理刘延东在全国爱国卫生运动委员会上提出，要"全面启动健康城市建设"。2014年12月，国务院发布了《国务院关于进一步加强新时期爱国卫生工作的意见》（国发〔2014〕66号），号召建设具有中国特色的健康城市。2016年8月，在全国卫生健康大会上，习近平总书记指出，要深入开展健康城市和健康村镇建设。同年10月《"健康中国2030"规划纲要》发布，对健康城市和健康村镇的建设做出了明确规定。作为对国家健康战略的响应，全国爱卫会发布了《关于开展健康城市健康村镇建设的指导意见》（全爱卫发〔2016〕5

号），决定在全国开展健康城市和健康村镇建设，并选择38个城市作为第一批国家试点城市，开启了我国健康城市建设的全面发展阶段。

全国爱卫会将健康城市定位为卫生城市的升级版："健康城市是卫生城市的升级版，通过完善城市的规划、建设和管理，改进自然环境、社会环境和健康服务，全面普及健康生活方式，满足居民健康需求，实现城市建设与人的健康协调发展。"全国爱卫会还明确了健康城市建设的五大主要内容，包括：健康环境、健康社会、健康服务、健康人群、健康文化，六大关键任务，包括：开展健康"细胞"（健康校园、单位和社区）工程建设，建立健康管理工作模式，完善环境卫生基础设施，加强饮用水安全管理，改善环境质量，完善公共安全保障体系。

国家卫生与健康委员会进一步提出当前我国健康城市建设要做好"6+X"，即6个规定动作和一个自选动作。这6个规定动作是：①建立党委政府领导工作机制，把健康城市健康村镇建设纳入经济社会发展全局，真正把健康融入所有政策；②制定健康城市发展规划，以问题为导向，研究编制本地区健康城市健康村镇发展规划；③推进一批重点建设项目，明确重点任务和工作进度，确保规划落地见效；④开展健康"细胞"建设，构筑健康中国的微观基础；⑤建立全民健康管理体系，针对健康人群、高危人群和疾病人群等不同人群，开展有针对性的健康干预，要深入推进中医药治未病健康工程，推动中医药健康养生文化的创造性转化、创新性发展；⑥组织开展建设效果评价工作，制定评价指标体系，定期开展第三方评价，推动健康城市建设持续改进、良性发展。"X"是指推进特色建设，鼓励各地因地制宜搞好自选动作，打造一批富有特色、群众认可、美丽宜居的健康城市和健康村镇。"6+X"高度概括了我国健康城市建设的关键方向，具有很强的指引性。

在进入健康城市全面发展阶段之后，我国的健康城市建设获得了长足的进步。除国家试点城市外，各省、自治区和直辖市还推动了省级健康城市和健康城镇的试点和建设。2019年，全国爱卫办组织了健康城市评价工作，全国共有314个国家卫生城市（区）填报了2018年度全国健康城市评价数据。评价结果显示，各地健康城市建设工作稳步推进，健康治理水平不断提升。在参评的37个指标中，29个指标高于全国平均值。参评城市的人群健康水平总体优于全国平均值。北京东城区、苏州等19个城市被评为健康城市建设示范市。图1.1给出了我国健康城市的发展历程。

我国健康城市建设体现了鲜明的中国特色，包括：政府强有力的领导，坚持健康促进和预防为主的策略，针对主要健康问题提出治理措施，广泛发动群众参与，使每

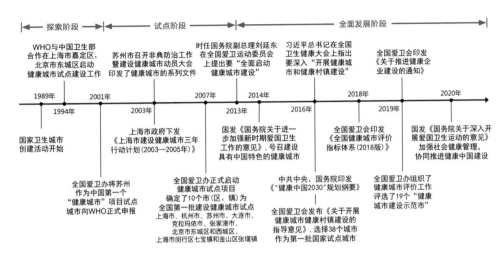

图1.1　我国健康城市的发展历程

个人成为自身健康的第一责任人，等等。这些特点都极大地推进了我国健康城市的建设，取得了良好的健康成效，引起了国际社会的关注。但也要看到，和国际上健康城市建设的领先城市相比，我国的健康城市建设在一些方面仍存在薄弱环节，包括：建设主要围绕卫生医疗服务开展，健康城市被视为卫生部门的事务；将健康融入所有政策进展缓慢，尤其是在城市建设的最前端——城市规划过程中很少考虑健康的因素；公众参与建设的积极性不高，建设行动缺乏可持续性；缺乏对建设行动的健康后果评估，无法及时获得对政策和行动的反馈；整体上健康城市的研究投入少，研究力量薄弱，缺乏有中国特色的健康城市理论和技术创新；等等。

　　欧美城市在健康城市建设方面的经验显示，政治环境、社会经济状况及技术力量将左右健康城市建设的成败。当前我国的政治形势、社会经济与技术发展为健康城市建设的成功开展创造了必要条件。我国正在全面深入推进生态文明建设。生态文明建设的核心是通过平衡环境保护与经济发展来提高人民的福祉。这与健康城市的核心思想（城市的管理要能提高居民的身体、心理和社会健康）高度吻合。与此同时，党中央所确定的"大卫生、大健康"的卫生工作方针包含了健康城市方法的核心内容，如全民健康和融健康于万策等。中华人民共和国自成立不久就开展了爱国卫生运动，70年来积累起了通过环境管理和改变个人卫生习惯来促进全民健康的丰富经验，并建立起了遍布全国的健康管理网络。在社会经济方面，我国已经进入了高质量发展的新时期。经济在新冠肺炎疫情之后迅速复苏，持续稳步增长。城市化进入了深入发展阶段，从以速度和规模为中心向以人为中心转变。此外，我国是全球手机拥有量最大、上网人数最多的国家。国内如5G等信息技术和大数据技术的飞速发展，为健康信息的传播、远程健康和居民主动参与健康管理提供了所需的技术手段。我国的健康城市建设深入融合到健康中国行动中，推动健康中国建设正逢其时。

第三节　健康城市与健康中国2030

有两个根本因素决定了健康城市建设在全面落实《"健康中国2030"规划纲要》和《健康中国行动（2019—2030年）》政策中的关键作用：我国的常住人口城镇化率超过了60%（图1.2），并预计在2030年将达到70%。城市是实行全面健康管理的最佳载体。

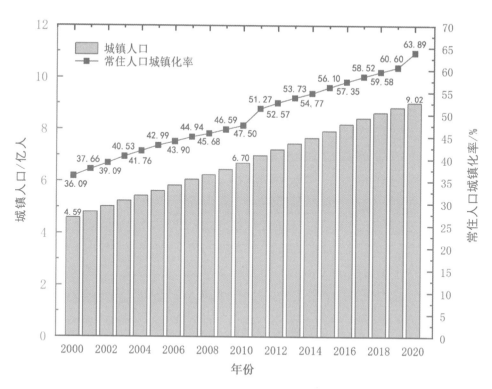

图1.2　我国常住人口城镇化率

（资料来源：国家统计局）

当前城市常住人口在我国总人口的占比超过60%，提升城市人口的健康水平将是健康中国行动的重要部分。我国城市面临着快速改变的城市环境和生活方式所带来的众多健康挑战，特别是非传染性疾病、新发传染疾病和迅速衰老的城市人口的看护需求。这些挑战侵蚀了城市给居民带来的健康红利。相应地，各级政府面临着控制日益增长的健康支出和提高健康公平性的挑战。在城市中，非传染性疾病已经取代传染性疾病成为疾病负担的主要部分。传统传染病发病率持续下降主要得益于居住环境和基础设施的改善、疾病预防和治疗技术上的进步、对传染病强有力的管理措施。但与此同时，庞大的城市人口、四通八达的城际交通网络以及农村人口向城市的大规模迁移等，都增加了来自国内外的新发传染病的暴发风险。心血管疾病、癌症和呼吸系统疾病已成为引起我国城市居民过早死亡的主要肇因。非传染性疾病增加是因为城市人口迅速老龄化和更好的医疗条件增加了易患病的老年人群体数量，与此同时，城市中如缺乏身体活动的生活方式和空气污染等环境变化增加了患慢性疾病的风险。城市中持续的社会经济变化、收入差距的拉大，传统社会结构的解体以及人际信任的缺失等，不仅是心理疾患的主要危险因素，还对其他慢性疾病有促进作用。

城市的伤害和伤害死亡率不断上升，是因为城市环境中，人群对危险因素的暴露增加，这些危险因素包括如机动车数量上升、城市建筑工程增加等。例如，城市中老年人道路交通伤害的高死亡率可部分归因于城市人口老龄化和机动车数量日益增多；外来务工人员职业伤害高发，是因为该群体庞大且多从事具有较高风险的工作，如建筑工。除上述危险因素外，自然灾害也是城市伤害和伤害死亡的危险因素。一方面，快速城市化和经济增长使城市能够调动更多的资源来应对这些灾害；另一方面，由于过往城市规划执行不力、基础设施和建筑的质量低、社会服务资源紧张和灾害管理系统破碎分散，一些人口快速增长的城市在自然灾害下的脆弱性在继续增长。例如，由于过去区域规划的局限性，导致现在大量的人口居住在易受灾害的区域，城市设计不当或执行不力导致城市内涝的频繁发生等。

应对上述挑战，不仅需要有对健康的社会和环境决定因素进行全面管理的新政策，更需要有将政策落地的行动。城市是实现纲要中新的卫生健康政策的最佳主体。过去的卫生健康政策主要关注医疗服务，卫生部门是健康管理的唯一主体。但新的健康政策关注更为广泛健康的社会和环境决定因素，超出了卫生部门的职能范围。只有政府才拥有实现新的健康政策所需要的政治权力、经济和人力资源以及体制结构。我国城市已经在健康管理的很多方面体现了这一点。例如，城市已经在公共卫生支出中占据了主导地位。2011年，国家、省和市（包括地级市和县级市）在公共卫生支出中所占的比例为10：20：70。与此同时，许多健康问题，如水土气污染造成的环境健康问题和人畜共患病，只能通过城乡合作、协同建设来予以解决。

《健康中国行动（2019—2030年）》确立的指导思想中包含了"……把健康融入所有政策，……形成有利于健康的生活方式、生态环境和社会环境，促进以治病为中心向以健康为中心转变，提高人民健康水平"的内容；所提出的十五项重大行动，涉及影响健康的自然和社会环境、医疗服务、个人行为等方方面面。这种全社会共同行动来综合管理健康影响因素的做法，和健康城市方法强调的识别健康的决定因素，让所有利益相关者来参与管理这些因素的核心方法是高度一致的。因此，健康城市方法为各级城市落实《健康中国行动（2019—2030年）》提供了可行路径。各级城市践行《健康中国行动（2019—2030年）》中规定的保障原则和十五项重大行动也就是在建设健康城市。

影响健康的社会、环境、服务、人群、文化等五大重点领域也就是健康城市、健康村镇建设中需要重点关注的五大领域，即健康环境、健康生活、健康服务、健康保障和健康产业。在健康城市试点城市的建设中，围绕普及健康生活、优化健康服务、完善健康保障、建设健康环境、发展健康产业等五大领域，聚力抓重点、补短板、强弱项、提质量，有效提升城乡居民健康水平，切实增强人民群众的获得感和幸福感。而坚持完成建设健康"细胞"（健康校园、单位和社区），建立健康管理模式，改善环境和卫生基础设施，加强饮用水安全管理，改善环境质量，完善公共安全保障体系等六大关键任务，则是在五大领域实现突破的关键路径。

各级的健康城市试点城市在五个领域开展的建设行动，为达到《健康中国行动2020年试考核指标体系》（见表1.1）中的考核目标奠定了良好基础。健康城市建设强调健康环境的建设以及为居民进行日常体育锻炼等提供设施，不仅可以促进城市居民参加日常体育锻炼（对应指标2），增强居民的体质（指标27），还对于减少重大慢性疾病至关重要（指标16）。健康城市建设中健康细胞工程的建设和健康文化的发展可以促进健康教育（指标1）、日常健康活动（指标7、8、10）和健康相关人员配置（指标11、12）等方面的建设，帮助特定群体养成良好的健康生活习惯，增强其健康素养（指标1），实现对应目标群体的健康水平提升（指标6、9）。健康城市中对于健康服务的强调有助于增强健康中国行动制度保障，如优化专业人员（指标21、22）；同时，通过增强对高血压（指标17）和糖尿病（指标18）等患者的规范管理，

表1.1　健康中国行动2020年试考核指标体系

1	居民健康素养水平（%）	15	三级中医医院设置康复科比例（%）
2	经常参加体育锻炼人数比例（%）	16	30～70岁人群因心脑血管疾病、癌症、慢性呼吸系统疾病和糖尿病导致的过早死亡率（%）
3	产前筛查率（%）	17	高血压患者规范管理率（%）
4	新生儿遗传代谢性疾病筛查率（%）	18	糖尿病患者规范管理率（%）
5	农村适龄妇女宫颈癌和乳腺癌筛查覆盖率（%）	19	乡镇卫生院、社区卫生服务中心提供中医非药物疗法的比例（%）
6	国家学生体质健康标准达标优良率（%）		村卫生室提供中医非药物疗法的比例（%）
7	符合要求的中小学体育与健康课程开课率（%）	20	以乡（镇、街道）为单位适龄儿童免疫规划疫苗接种率（%）
8	中小学生每天校内体育活动时间（小时）	21	每千常住人口执业（助理）医师数（人）
9	儿童青少年总体近视率（%）	22	个人卫生支出占卫生总费用的比重（%）
10	学校眼保健操普及率（%）	23	人均预期寿命（岁）
11	寄宿制中小学校或600名学生以上的非寄宿制中小学校配备专职卫生专业技术人员、600名学生以下的非寄宿制中小学校配备专兼职保健教师或卫生专业技术人员的比例（%）	24	婴儿死亡率（‰）
12	配备专兼职心理健康工作人员的中小学校比例（%）	25	5岁以下儿童死亡率（‰）
13	接尘工龄不足5年的劳动者新发尘肺病报告例数占年度报告总例数比例（%）	26	孕产妇死亡率（1/10万）
14	二级以上综合性医院设老年医学科比例（%）	27	城乡居民达到《国民体质测定标准》合格以上的人数比例（%）

（资料来源：国家卫健委网站）

从而增强从个人到城市层面上对于重大慢性疾病的应对和控制。最终，对提高城市居民人均预期寿命（指标23）具有重大影响。

　　上述分析显示，在长期实践基础上发展起来的健康城市的方法和行动覆盖了健康中国行动的关键内容，这是健康城市建设被《"健康中国2030"规划纲要》列为重要抓手的原因。政府主管部门也在积极创新，发挥健康城市在健康中国建设中的作用。例如，全国爱国卫生运动委员会办公室、健康中国行动推进委员会办公室在2020年印发了《关于开展健康城市建设推动健康中国行动创新模式试点工作的通知》，依托健康城市推进健康中国癌症防治行动、妇幼健康促进行动。除专项行动外，要充分发挥健康城市建设对健康中国的促进作用，需要夯实健康城市建设的基础，包括提出具有前瞻性的健康城市发展规划、可行的行动方案，以及强有力的执行和及时的监测、评估和反馈。

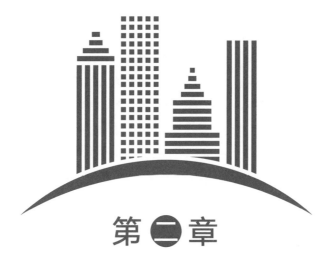

第二章

健康城市发展规划

  健康城市建设是一个持续向前、城市居民健康水平不断提高的过程。这个过程被形象地概括为"健康城市建设永远在路上"。因此，在这个过程中，必须根据实际面临的健康问题不断地调整方向，确定新的健康目标，制订具体落实的方案。这是健康城市发展规划的意义所在。具体而言，健康城市的发展规划要提出健康城市建设策略、建设目标，设置提高城市居民健康的干预项目，并确定行动完成和目标达成的时间节点，以及安排监测和评估工作。

第一节　健康城市发展规划的指导思想

在国家卫生与健康委员会提出的"6+X"中，健康城市建设的6个规定动作的第一项便明确指出了，健康城市发展规划需要遵循的指导思想——把健康融入所有政策。健康城市是全社会参与、全政府参与的健康管理方法。世界卫生组织在2013年发表的《赫尔辛基宣言：将健康融入所有政策》将健康融入所有政策（Health in All Policies, HiAP）定义为："将健康融入所有政策是一种所有政府部门制定公共政策的方法，它系统性地考虑决策的健康后果，寻求一致，避免产生不利的健康影响，从而提高人群的健康和健康平等性"。该诠释是建立在对公共政策影响健康系统、健康决定因素和健康福祉的充分认识基础之上的。

世界卫生组织在《赫尔辛基宣言》中提出了落实将健康融入所有政策的框架，主要包括以下6个步骤（图2.1）。

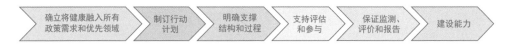

图2.1　将健康融入所有政策的6个步骤

1. 确立将健康融入所有政策需求和优先领域

（1）开始战略性的规划和确定优先领域。

（2）评估健康、平等性和与健康系统相关的政策影响。

（3）认识周边环境和政府结构中限制和增强将健康融入所有政策的能力。

（4）列出短期、中期和长期的优先领域。

（5）评估政策和政治情况。

(6)分析制订制度、监察和执行的能力,以及所需的经济、制度、人力和技术资源。

2. 制订行动计划

（1）熟悉将健康融入所有政策的方法的应用环境，并确定当下最可行的实施策略。

（2）明确规划、监测和评估所需的数据、分析方法和证据。

（3）明确将健康融入所有政策所需的支撑结构和过程。

（4）考虑执行过程中的人力资源、资金和责任。

3. 明确支撑结构和过程

（1）明确在某个任务或功能上起到管理、改变、负责和推动将健康融入所有政策的领导者。

（2）考虑建立自上而下、自下而上和平行的支持结构。

（3）考虑采用已有的项目和框架来促进跨部门的交流和行动并共同管理健康的决定因素。

（4）建立一个适用于不同部门的责任机制。

4. 支持评估和参与

（1）独立评估政策的健康影响或将其作为综合评估的一个部分。

（2）识别可能被现有或将要实施的政策影响的人群或社区，为他们提供理解潜在的健康益处或损害所需的信息，并提出替代性的政策选择。

（3）识别能够影响决策和政策落实的个人，听取他们的观点、优先领域、顾虑和建议，寻求共识和支持。

（4）探索立法过程中的现有审查机制，寻找将健康融入所有政策相关的事务融入该机制的机会。

5. 保证监测、评价和报告

（1）提早计划监测和评估。

（2）明确与政府内外的关键伙伴合作的机会。

（3）明确特定关注的领域，提出里程碑并取得一致，确定基线、目标和指标。

（4）按照一致达成的时间，实施监测和评估。

（5）总结经验教训，为未来的政策制定提供反馈。

6. 建设能力

（1）培训或支持健康从业人员获得将健康融入所有政策所必须的知识和技能。

（2）提高机构组织的能力，包括工作人员的能力。

（3）建立起研究能力，增强公共卫生机构和现有的针对人群健康的多学科研究。

（4）增强跨部门的学习和研究。

（5）社区能力建设，支持社区成员参与将健康融入所有政策的过程。

2017年，来自21个国家的150名专家和从业人员，在澳大利亚阿德莱德召开的国际健康政策会议上，进一步明确了将健康融入所有政策是落实《2030可持续发展中的健康促进上海宣言》（以下简称《上海宣言》）的重点，并呼吁通过良好的健康和福祉治理，落实可持续发展议程，实现可持续发展的目标。会议发表的《阿德莱德宣言》提出了落实将健康融入所有政策的重点领域（表2.1）。

表2.1 将健康融入所有政策的优势和重点

优势	重点
治理	获得最高级别的政府授权；所有级别的领导一起治理；善于利用决策结构；为改变实践和工作文化创造环境；开阔眼界，跳出传统框架，鼓励对话，支持实验和创新；制定清晰明确和共享的愿景
思维方式	重视社会创新；具有政治敏锐性；重视合作关系；互惠互利；把公民和社区放在中心地位；创造性地解决问题；站在"第一位"或者主张者的角度思考；集中发展成果
工作方式	协同设计、协同生产、协同合作，实现共同目标和利益；对话和系统咨询；通过外交手段获取支持；共同承担政策的制定，报告和公共责任；有根据地采取行动；边干边学；反思实践并对不断变化的环境做出反应；有奉献精神
原则	重视合作；有灵活性和适应性；尊重并响应合作伙伴的需求；投资建立信任和关系；沟通透明公开；促进系统化和制度化；建立熟练的员工队伍；注重公共价值

将健康融入所有政策需要对现有政策的制定过程深入分析、制定切实可行的行动方案，以及有针对性的监测和评估方案。美国加州圣克鲁兹市将健康融入所有政策的实践可以提供一个参考。

圣克鲁兹市将健康融入所有政策行动

2018年10月，圣克鲁兹市议会通过决议，成立一个分委员会对将健康融入所有政策进行研究。该分委员会由正、副市长和一名市议员，以及公共工程、规划和社区发展、供水、财政、经济发展和公园与休闲部门的负责人组成。分委员会被要求于2019年12月提出圣克鲁兹市将健康融入所有政策的行动方案。

为此，分委员会在2019年3月提出了为期9个月的工作计划。

分委员会计划的主要工作包括以下五个方面。

1. 定义将健康融入所有政策

将健康融入所有政策是一种合作策略，该策略通过在跨部门和政策领域的决策过程中加入对健康的考虑来改善所有人的健康。均等化、公共健康和可持续性是将健康融入所有政策的三个支柱。将健康融入所有政策包含五个关键要素。

（1）提高均等性、公共健康和可持续性。将这些因素融入政策、项目、过程和政府决策。均等性是获得有益健康后果的关键。

（2）支持跨部门合作。打破隔离，建立新的和长期的合作关系，提高政府效率。

（3）让多个伙伴受益。协同效益和合作双赢将减少冗余并有效地利用稀缺的资源。

（4）让利益相关者参与。保证工作反映社区需求并带来有影响的变化。

（5）带来结构和过程的变化。建立把应对均等性、公共健康和可持续性的上游过程制度化的工具。

2. 分析和调查

对圣克鲁兹市当前应用均等性、公共健康和可持续性等三个将健康融入所有政策的现状进行调研，包括如下六个方面。

（1）对现有政策进行审查，包括总体发展规划、行政命令、市议会政策。

（2）对现有政府项目进行审查。

（3）对政府工作计划进行分析。

（4）对政府雇员进行问卷调查。

（5）社区走访。

（6）社区问卷调研。

在分析政策、项目和工作计划时，采用差距分析的方法，识别在哪些政府的职能领域中还存在改善的机会。纳入分析的主要政府职能包括：数据，服务提供和维持，宣传、教育和提供信息，雇佣，资助，指导和最佳措施，发放许可和执照，购买、采购和合同，政策和制度，研究和评估，立法和条例，税和规费，培训和技术支持等。

3. 确定行动方案

这个阶段的主要目的包括：改善政府文化，使通过均等性、公共健康和可持续性来将社区健康福祉置于优先地位的意识渗透政府的各个政策领域和经济；将均等化、公共健康和可持续性融入地方政府机构的行动中；给政府机构提供一个平台，通过合作来发现提高社区健康福祉的共同目标和机会。

圣克鲁兹市主要考虑两类行动：政策和过程。前者在总体发展规划中纳入将健康融入所有政策的元素，后者在战略规划过程中纳入将健康融入所有政策的元素。确定不同行动的优先度的准则包括考虑行动的协同效益、促进不同部门间合作的作用、社区的影响、成本、执行的难易程度、时间等16项。

4. 建议

分委员会提出了如下两项政策建议。

（1）施行将健康融入所有政策的条例。

（2）每年提供25000美元的预算用于资金申请、监测数据、撰写报告和宣传。

如下四项过程建议。

（1）评估将健康融入所有政策的努力、监测指标、年度报告。

（2）对职员、委员会和市政府领导进行培训。

（3）议程报告中纳入对将健康融入所有政策的分析。

（4）每年召集利益相关者、伙伴会议1～2次。

5. 评估：监测、跟踪和报告

分委员会制定了评估方案，对圣克鲁兹市将健康融入所有政策的行动进行过程、影响和健康后果等三方面的追踪评估。分委员确定了4项评估目标和相应的7项行动。这4项评估工作的目标如下。

（1）职员、委员会和市政府领导的培训。

（2）利益相关者集会。

（3）准备和分发政府职员如何在议程报告中纳入均等性、公共健康和可持续性的指南。

（4）发展一个用于衡量和报告均等性、公共健康和可持续性结果及改善社区健康福祉的评估框架。

委员会最终确定了19个指标用于评估过程和影响，以及对8项健康福祉的状况进行追踪评估。委员会认为社区健康福祉的提高需要长期的努力，是圣克鲁兹市的长期目标。

第二节　健康城市发展规划制定过程

制定健康城市发展规划被国家卫生健康委员会列为"6+X"中的第二项规定动作，凸显了其作为健康城市建设指导性文件在健康城市建设中的重要性。但如何将这项任务付之于实践，还需要有更具操作性的方法体系。经过在欧洲的多年实践，世界卫生组织提出了发展健康城市项目的20个基本步骤。该步骤经过在日本、韩国以及中国台湾等地的应用，被证明是一个规划健康城市建设工作的可行框架，可以用来支撑"6+X"中第二项和第三项规定动作的落地。

这20个基本步骤简述如下。

（1）组建支持小组。组建一支具有共同志向的人员来推动项目的发展是项目启动的重要一步。应尽可能地寻找来自不同部门和社会阶层、不同的利益相关者和具有相关专业知识的支持者。

（2）理解健康城市理念。食物、住房、衣服、工作和收入是健康的前提条件。平等是健康的必要基础，因为经济和社会地位的不平等意味着健康的不均衡。社区有权利和义务参与管理他们自身的健康。多部门合作，让城市成为更健康的生活场所是有效的公共卫生策略。

（3）了解所在的城市。在实践中，要根据各个城市的不同情况，对健康城市建设总体原则和策略进行调整，充分地了解所在城市及其运转机制，是提出适合当地需要的项目建议的关键。

（4）寻找项目资金。筹措资金通常是项目指导委员会和市政府的责任。在筹集健康城市项目启动资金的过程中，有时会遇到困难，应尽可能地扩大资金来源，并在城市范围内寻找可能的资助者。

（5）机构定位。健康城市项目行政级别的定位是一个非常重要的选择，影响着项目的组织结构和执行机制。定位取决于政府官员、项目合作者和社区的关系，每个城市应采用最适合当地情况的机构定位。分析地方政府和市政机构如何运作，可以为选择项目机构定位提供参考。

（6）准备项目提案。基于对健康城市建设策略的理解和当地情况，在考虑项目合作伙伴和资金提供者的利益下，支持小组应提出项目提案。项目提案应言简意赅，反映政府的工作重点，具有可操作性和创新性，这是在组织阶段制定行动计划的基础。

（7）市政府批准项目提案。这标志着项目作为地方公共卫生政策系统的一部分得到正式认可。

（8）任命指导委员会。健康城市项目指导委员会是项目的核心，负责规划和决策。高效的指导委员会有明确的职责、有效的工作机制和明确但灵活的工作程序。

（9）分析项目环境。项目启动时应分析项目的工作环境，确保其能提供制定项目策略时必须的基线资料。

（10）明确项目工作。项目的成功有赖于合作伙伴间建立良好的工作关系，避免合作伙伴之间的竞争。要明确各方的工作职能和目标，提高工作效能。

（11）建立项目办公室。项目办公室支持指导委员会的工作，是项目的执行机构。项目办公室的职能在于将决议转化为具体实践，是项目工作网络的枢纽。项目办公室通过与城市各部门的广泛接触扩大项目影响。

（12）计划项目策略。项目应有明确的策略。促成长期规划是项目办公室说服政府采纳健康公共政策的方法之一。

（13）培养项目能力。人员、资金和信息是项目工作所必需的。项目协调者有责任保证项目具有专门技能的工作人员、充沛的资金和信息来源。

（14）建立责任机制。项目应具有促进责任机制的相应策略，并有努力使项目获得成功的倡导者。

（15）增进健康知晓。公众和决策者对人人健康理念的深刻认知是项目成功的关键。

（16）倡导策略规划。全方位地考虑政策改变的可能性是认识其贡献的基础。进行策略性的健康规划非常重要，要鼓励市政府更主动、更积极地制定健康公共政策。

（17）推动部门合作。由于健康城市建设涉及多个部门的工作范围，所以建立组织结构和行政系统以推动部门合作是必须的。

（18）鼓励社区参与。公众通过选择不同的生活方式和利用卫生服务来参与健康管理活动，影响管理决策，并直接为健康和生活条件的改善做出贡献。健康城市项目的组织结构、工作方式和优先行动领域应鼓励和支持社区参与。

（19）促进创新。项目的成功依赖于多领域的创新能力，健康城市项目应积极提供支持创新的环境。

（20）确保健康的公共政策。地方的健康公共政策是健康城市项目的重要成果。这些政策协调各方资源来创造更健康的日常生活环境，促进健康城市建设项目的实施。

台南市是我国较早一批开展健康城市建设的城市，其在建设过程中，对世界卫生组织发展健康城市项目的20个基本步骤的应用，可以为其他城市提供借鉴。

中国台湾台南市健康城市建设过程

台南市是中国台湾第一个根据世界卫生组织原则来推动健康城市的县级市，就台南市实际推动的经验发现，世界卫生组织推动健康城市的20个步骤（表2.2），基本上是可行的。这些步骤有的可以先做，有的可以同时进行。台南市的团队对于健康城市的发展与推动在这个过程中得到了提升。

表2.2　台南市对世界卫生组织建议推动健康城市的20个步骤的划分

开始期	组织期	行动期
1. 建立核心团队	1. 成立推动委员会	1. 增强健康自觉
2. 了解健康城市概念	2. 分析计划的处境	2. 倡导策略性计划
3. 了解城市现状	3. 确定计划任务	3. 活化跨部门行动
4. 寻求经费	4. 设立计划办公室	4. 增进社区参与
5. 决定组织构架	5. 建立计划执行策略	5. 促进革新
6. 准备计划书	6. 建立计划的能力	6. 确保健康的公共政策
7. 获得市政府或议会承诺	7. 建立具体的评估机制	

台南市在项目开始期思考的问题：什么是（县）市最重要的健康问题？谁是计划成功的必要支持者？（县）市之政治是如何运作的？（县）市政府之行政功能如何？之后确定了核心团队并开始撰写计划书，申请计划经费，去寻求市政府与议会的支持等。

　　在组织期，由于推动健康城市发展的工作任务繁重，所以台南市成立了有研究小组（专家）和工作小组（专家学者、民间团体、市政府各部门代表）的推动委员会（分为健康组、环境组和社会组），其中主任委员由市长担任。建立计划执行策略、建立计划之能力与建立具体的评估机制部分，则与行动期的倡导策略性计划、活化跨部门行动同时进行。成立的健康城市办公室负责计划、管理以下几项内容。

　　（1）论坛：健康城市论坛、社区培训与辅导、杰出社区征选。

　　（2）指标：健康指标、环境指标、社会指标。

　　（3）策略与方案：健康城市白皮书、指标策略示范计划。

　　（4）地区间交流：学刊、网站、地区间交流、城市间交流。

　　行动期的6个项目是有效执行计划的基本要素，每个项目既是步骤也是结果，各个项目之间相互影响，且结果必须相互协调，使计划能成为健康公共政策的有力倡导者。经过一年的讨论、修正及整合，共设计了21项示范计划，并以四年为一进程。同时，针对社区选择出的12项议题，规划一系列的辅导与培训课程，包括计划书撰写、议题需求探究、实践及问题讨论等。

　　为推动健康城市的进一步发展，台南市成立了健康城市促进会，由开始阶段的台南市健康城市推动委员会转型而来，包括公共部门、学者及社区代表，扮演着智囊团的角色。《台南市健康永续绿色城市指标》整合了台南市健康城市、永续城市与绿色城市指标，被纳入市府主记室（相当于统计局）工作，在常规报表中定期收集，并产出示范计划进度报告。同时，建立社区参与机制。

　　台南市在健康城市的建设中获得的一些经验和建议包括：跨部门参与的整合单位以研考会（负责办理政策研究与规划工作，并对施政计划的落实进行追踪、管制与考核）或计划室（相当于发改委）的角色最为恰当，而非只是卫生单位的事务；表格设计与运用中最有效的方法是把设计好的表格请市府各局室带回去填写；预算编列时，对于如何将有限的经费整合运用，需要与参与者讨论出新的想法及方向；运用媒体宣传唤起民众意识。

第三节　健康城市建设目标

健康城市建设目标包含三个层次的内容，即健康城市建设的根本目标、国家目标和城市目标。健康城市的定义中给出了健康城市建设的根本目标，也就是通过良好的城市管理来改善每位城市居民的健康状况。健康城市的本质是一种人群健康的全面综合管理方法，其最终目的是提高城市居民的整体健康水平。这一根本目标构成了在国家和城市层面上制定健康城市建设目标的基础。

全国爱卫会在《关于开展健康城市健康村镇建设的指导意见》中列出了健康城市建设的国家目标："通过建设环境宜居、社会和谐、人群健康、服务便捷、富有活力的健康城市、健康村镇，实现城乡建设与人的健康协调发展。"这一目标反映了在新型城镇化的大背景下，国家希望通过健康城市建设达成促进全民健康的目标。

城市层面的目标确定应该在上述两个层面的框架下进行。一方面需要明确健康城市建设的根本目的是提高城市居民的整体健康水平，从而避免搭载过多的内容，如避免和经济发展项目强行捆绑。另一方面需要认识到健康城市的建设是一个综合的、涉及城市多个方面的过程，需要在环境、社会、人群健康、医疗服务和城市建设等方面都协调发展的情况下，才可能实现整体健康水平的提高。这要求在制定目标时，考虑城市自身所处的发展阶段、存在的优势和短板，提出符合城市自身状况和发展规律的建设目标，避免为冲政绩而设定不切实际的目标或为完成任务而设定已经实现的目标，这两种情况都是一些地方的健康城市建设仍停留在纸面上的原因。

健康城市建设目标的确定，需要建立在对当前城市居民的健康水平和影响健康的社会和自然环境因素的充分认识之上。这是发展健康城市项目的第3个步骤——了解所在的城市。这一步骤通过对城市健康状况进行调查来实现。世界卫生组织健康城市项目下属的城市健康状况和指标技术工作组认为，城市健康状况调查报告是"一份发现一个特定城市的健康问题和可能的解决方案，并以文字和图表的形式表达出来的报告"。城市健康状况是规划健康城市建设、设定建设策略和目标的基础。通过调查获得的城市健康基线状况通常包括卫生健康指标和其他基于信息分析的对健康的度量，能够被用于识别城市存在的健康问题和发现潜在的解决方案。

在获得对一个城市的健康状况认识之后，需要结合国家健康城市的建设目标，并参考世界卫生组织建议的健康城市十大特点，提出具有地方特色的健康城市建设目标。

世界卫生组织建议的健康城市十大特点包括如下内容。

（1）清洁美丽、居住安全。

（2）食物、饮水、能源供给充足，废物高效处理。

（3）居民的住房、饮食、用水、收入、工作条件和安全保障进一步提高。

（4）拥有强大、有效、相互支持的社区，为促进健康而合作。

（5）能使居民享有促进健康和幸福的政策。

（6）提供促进居民之间交流与合作的娱乐和休闲活动。

（7）尊重不同种族、宗教、文化人群的不同选择。

（8）卫生被视为公共政策中不可缺少的部分，引导公民采取健康的生活方式。

（9）为改善卫生服务的可行性和质量而不懈努力。

（10）使人民活得更加健康长寿，少受疾病的困扰。

欧洲健康城市联盟自1988年以来，每五年为一期，开展了七轮的建设工作。在每一期的建设中，围绕健康城市的基本特点，结合当时的社会经济发展状况，提出了不同的建设目标。这些目标涵盖了健康城市从发展到深入的阶段，可以为我国健康城市制定目标提供参考。在国内，上海市在期限为三年的五轮健康城市建设行动中，根据每个时期面临的主要健康挑战，制定了不同的建设目标（见第五章第一节）。这种目标的动态调整适合我国城市快速发展的国情，可以为各城市提供很好的参考。

欧洲健康城市网络建设目标的变迁

欧洲健康城市网络自1988年开始了第一期建设（1988—1992年），目前正进行第七期建设（2019—2025年）。在每一期的建设中，都根据当时面对的健康挑战和社会经济发展状况制定了建设目标（表2.3），供网络内的城市参考。

表2.3 欧洲健康城市网络不同建设阶段确立的目标

建设时期	建设目标
Ⅰ（1988—1992年）	建立起健康城市网络的组织结构，提供平台来促进改变
Ⅱ（1993—1997年）	发展健康公共政策，提出综合性的城市健康规划，侧重均等性和可持续发展
Ⅲ（1998—2002年）	从健康促进转向综合的城市健康发展计划，城市制定基于伙伴关系的政策，强调均等性、公共健康的社会决定因素、社区发展和城市再生项目。城市需要采用系统方法来进行监测和评估
Ⅳ（2003—2008年）	城市承诺采用重视均等性的健康发展，解决健康决定因素、可持续发展、参与和民主治理的问题。城市承诺在健康老龄化、健康城市规划、健康影响评估和积极生活等方面采取行动
Ⅴ（2009—2013年）	在所有政策中确立健康和健康均等性的优先地位，承认人口健康主要由卫生行业外的政策和行动所决定。确立了三个主题：友善的支持性环境、健康生活和健康城市设计
Ⅵ（2014—2018年）	响应"健康欧洲2020"，在城市政策和规划中给予全生命周期方法优先地位，重点关注：早期儿童发展；老龄化和弱势群体；应对主要健康挑战如缺乏身体活动、肥胖、烟酒和精神健康困难；增强以人为中心的健康系统；建设弹性社区
Ⅶ（2019—2025年）	优先落实《哥本哈根市长共识：更健康更快乐的所有人的城市》内容和健康欧洲2020、联合国2030可持续发展，以及世界卫生组织第十三个总体工作计划等，区域和全球政策协调一致。强调并提倡地方政府通过政府和社会整体联动的方式来发展健康和福祉

欧洲健康城市网络要求参与网络的城市提供年度报告，用以追踪和评价各参与城市在实现各个阶段的核心目标上的活动和取得的进展。

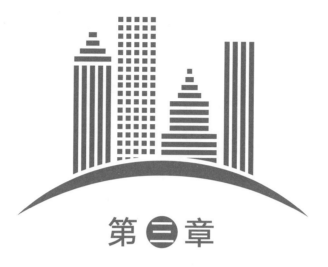

第三章

健康城市建设常用方法

在三十多年的健康城市实践中，发展出了一系列的方法和工具。这些方法和工具的使用有助于各个城市发现自身的健康问题及主要的影响因素，制定有针对性的行动方案，有效、及时地对政策和采取的健康干预行动的效果进行评估。本章介绍了其中常用的五种方法，包括城市健康状况调查方法、健康影响评价方法、健康均等性评估方法、健康城市政策评估方法、健康城市政策经济影响核算方法。

通过使用城市健康状况调查方法，可以在建设开始前和完成一个阶段的建设任务之后获得对一个城市的健康状况的全面认识，包括人口、健康状况、社会经济条件、自然环境、环境不公平性、服务与政策等。健康影响评价方法能够通过使用定量或定性的手段，评估不同政府部门的政策、计划或项目对健康的潜在影响，如对弱势群体的影响、影响的显著性以及缓解情况等，其主要目的是识别政策可能带来的不利健康影响，从而更好地进行修订和改进。健康均等性评估方法由世界卫生组织设计，通过标准化程序指导收集相关证据，有效规划适当行动以应对城市健康不均等现象。使用健康城市政策评估方法则可以对健康政策的内容进行快速地评估，从而判断该政策是否聚焦在主要的健康问题，是否有相应的健康干预行动，政策制定者是否有足够的能力以及协调机制来执行该政策。通过健康城市政策经济影响核算方法，可对实施的健康城市政策进行经济效益上的核算，能够获得对城市政策收益的一个更全面的认识。合理运用这些健康城市建设的主要方法，有助于判断健康城市的建设需求，评估建设的成效，诊断存在的问题，从而采取有针对性的行动。

第一节　城市健康状况调查方法

城市健康状况是制定健康城市政策和行动方案的依据，通常在健康城市建设开始时，通过基线调查来获得对健康状况的认识。健康城市基线状况调查是建设健康城市的基础。健康城市的目标制定、计划设定、策略实施及最后的绩效评估，都依赖于对社会经济、人文环境、自然生态、人群健康等基本现状的了解。只有深入的了解当地的健康基线状况，才能更好地发现当地健康城市建设的薄弱环节，对应的制定规划目标，并依据具体的情况调整建设策略，做到因地制宜、切实可行、卓有成效。

世界卫生组织建议的城市健康状况调查的主要内容包括：总结与城市相关的健康信息；识别城市健康问题；识别影响城市健康的因素；识别提升城市健康行动的领域，激励城市健康的改变；设定与健康相关的目标，激励跨部门合作；识别健康指标对新数据的需求；以通俗易懂的形式告知公众影响健康的问题，记录当地社区对健康问题的看法。

我国幅员辽阔，不同区域的社会经济发展水平、社会管理水平和公共服务差距较大，影响民众健康的主要因素不同，民众的健康意识和卫生需求也不同，对城市健康基线状况的调查和城市健康概貌的刻画，有助于决策者立足当地实际情况，循序渐进地设定目标，以开展健康城市建设。

通过城市健康基线调查获得城市健康状况的具体工作步骤如下（图3.1）。

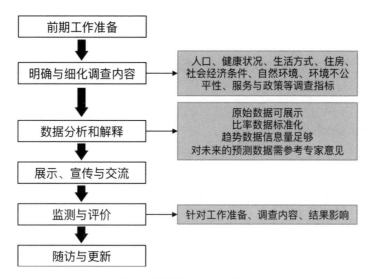

图3.1 城市健康状况调查流程

1. 前期工作准备

（1）确定管理城市健康基线调查具体事务的领导机构。

（2）确定所有相关的机构或部门，并参与到前期工作安排中。

（3）明确所可用的人力资源和财政预算。

（4）根据城市健康基线状况报告的使用情况，明确目标受众和所需的版本数量，对不同受众有不同侧重的版本。

（5）设置产出和宣传的时间表与节点。

（6）明确基线状况调查内容与长期项目。

（7）根据调查内容，明确有相关数据来源。

（8）考虑获得当地学校、高校和志愿团体等社会组织协助的可能性。

（9）基于设置的调查内容，进一步考虑其可行性，并设置优先领域，提出建议。

2. 明确与细化调查内容

城市健康基线调查的内容对各个城市而言都应该是独特且适合当地情况的。所有的城市健康基线调查内容都应包括对人口信息的基本描述（人口数量与年龄结构）和人口的统计（出生与死亡信息）。世界卫生组织提供了城市健康基线状况调查的基本参考内容，除人口信息外还包括健康状况、生活方式、住房、社会经济条件、自然环境、环境不公平性、建设与社会基础设施、公共卫生服务与政策等方面（具体内容见表3.1）。不同城市在实际调查过程中可根据自身具体情况选择部分内容进行调查或根据当地情况增添特定的内容。

3. 数据分析和解释

（1）数据选择。健康基线状况数据应包括以下特征：与健康相关，具有统计有效性，统计可靠性，历史趋势数据可获得性，具有预测未来的潜力，与其他数据具有关联性，能够在国家尺度、区域尺度和城市尺度进行交叉对比。

（2）数据来源。数据的来源随不同城市的特点有所不同，但一般可来自政府部门的统计数据或全国性普查、人口统计资料、城市统计年鉴、健康城市数据库或高等院校、疾控中心、医疗卫生机构、环境监测机构和商业机构等拥有的数据。

（3）数据分析。数据分析过程应根据所用的特定数据集进行合理安排，除考虑样本大小和应答率外，还应该考虑如下因素：原始数据可以展示、比率数据能够标准化、趋势数据应包含足够的信息，对未来的预测数据应参考专家意见；计算方法依据数据集的属性合理选择，对比分析时应展示足够的信息量，凸显当地的问题和可能的解决方案。

4. 展示、宣传与交流

（1）展示。除城市健康基线状况调查报告的文字版本外，还应该有多媒体版本的展示。文本的字体、字号、布局与展示方式等都应遵循可读性、吸引力和具视觉传达性的原则。

（2）宣传。多媒体版本和文字版本的调查报告，在宣传过程中，按需制作成广告页、小册子、报告集、海报、视频等，投放在图书馆、学校、医院、基础医疗卫生机构、文娱和体育中心等公共场所。

（3）交流。调查报告的交流一般是为了与公众、政策制定者和利益相关者进行沟通。对专业的、与健康相关的团体，需提供正式报告文本，对志愿团体、社区和大众可提供非正式、更易于传播和理解的文本。

表3.1 世界卫生组织建议的城市健康状况调查基本内容

内容	指标或度量方式	解释
人口		
人口结构金字塔	在特定时间的城市人口总数	
	人口每五岁组的年龄和性别结构	
	儿童人口占比	分0~1岁、1~4岁和5~14岁三个阶段统计
	老年人口占比	65岁以上、75岁以上和85岁以上
健康情况		
人口统计	出生与生育率	
	死亡率	
	标化死亡率	分所有原因和特定原因致死的死亡率,与全国水平比较
	新生儿死亡率	
	孕产妇死亡率	
	人工流产率	
	寿命损失年数	由死亡率统计数据获得,包括表征特定原因致死的
	可避免死亡数	采取有效预防或治疗措施可避免死亡的情况
发病率相关	卫生服务使用情况	包括医院就诊情况和因具体事由使用的基层医疗情况
	其他基层医疗措施	不同国家基层医疗体系不同,能够表征绝大部分发病情况是否被有效地监管
	法律程序路径统计	包括精神疾病强制送医、传染病或慢特病注册登记备案
	健康与福祉感知	特定研究调查获取资料,或采用现有多种已验证的方法衡量
生活方式		
吸烟	人群调查,识别烟草消费趋势和不同组别的吸烟率	直接度量
	吸烟相关疾病的就诊情况(冠心病、肺癌、支气管炎等)	间接度量
	烟草供应商或零售商销售情况	间接度量,调查所需的行政级别较高,可行性稍低

内容	指标或度量方式	解释
酒精	人群调查，含酒精饮品的消费趋势和不同组别的饮酒率	直接度量
	饮酒相关疾病的就诊情况（酒后暴力、肝硬化等）	间接度量
	交警查处酒驾记录	间接度量
	酒类供应商或零售商销售情况	间接度量
药物滥用	药店、注射用品管理、医院数据等	除强制性管控药物外，缺少较满意的直接度量方法
体育运动	人群调查，参与体育锻炼情况	直接度量
	运动中心、游泳馆等入场率，以及团队运动参与情况	间接度量
饮食	人群调查或更详尽的食物消费研究	直接度量
	抽样调查人体身高、体重	直接度量
	当地主要食品供应商提供低脂牛奶、全麦面包、鱼类和红肉的消费趋势信息	间接度量
住房		
住宅物理特征	基本设施可用性	包括热水、卫浴、厨房等
居住密度	平均每户家庭人数	
	平均单间容纳人数	
	共享浴室人数	
	共享厨房人数	
	单人家庭数量	
社会经济条件		
教育	接受全日制教育的儿童比例	分别统计在14岁、16岁和18岁的受教育比例
	识字率	
	参与成人教育项目的比例	
就业	登记的失业人口数量	分年龄和性别统计
	城市主要雇主和企业情况	
收入	收入水平范围	通过人群调查、财政记录、救济补助记录获得

续表

内容	指标或度量方式	解释
犯罪与暴力	人身暴力恶性案件统计	包括袭击、行凶抢劫、凶杀等
	汽车或入室盗窃定罪率	
文化参与	文娱场所的可用性	影院、体育赛事、剧院、音乐厅和其他
	文化活动入场率	美术馆、博物馆、艺术展览等
自然环境		
空气质量	污染物平均浓度与峰值浓度	包括氮氧化物、二氧化碳、臭氧和可吸入颗粒物等
	污染导致的呼吸系统疾病发病率	通过医院就诊记录获取
水质	化学与生物污染物浓度	
	水传播疾病发生率	
供水与污水处理	供水主干线入户率	
	生活污水处理率	
噪声污染	噪声分贝监测	包括均值与峰值
辐射范围	平均每公顷开放空间面积	
	病媒生物感染防治	包括啮齿类、昆虫等
	食品质量检测监控	包括食物来源信息等
	食物中毒事件发生情况	
	其他食物传播疾病发生率	
环境不公平性		
基础设施	交通系统	包括公共与私有
	配备电话通信的家庭数	包括留守儿童和独居老年的家庭
	城市更新	包括安置房项目、棚户区改造、商业区发展等
	城市规划	在城市更新项目下对休闲、文化、教育和公共绿地设施的协调规划
社会设施	地方委员会就业与培训项目	
	城市服务与工作预算下放到社区情况	
	社会团体发展与参与	

内容	指标或度量方式	解释
政策与服务		
公共卫生服务	疫苗接种	接种率、感染率
	宫颈癌与乳腺癌筛查	筛查率、发病率和死亡率
	计划生育服务	接受率、流产率
	压力管理服务	
教育政策与服务	学校健康教育情况	
	艾滋病防治宣传项目	
	预防吸烟教育	
	预防酗酒教育	
	预防药物滥用教育	
	营养教育	
环境政策与服务	公共场所禁烟	
	法定营养政策	
	法定饮酒政策	
	空气质量与水质监控	

5. 监测与评价

城市健康状况调查需要监测和评价。各个城市可根据需要选择合适的监测方法，但应保证方法的有效性。评价不宜采用结果导向的方式，而应针对工作准备、调查内容和结果的影响进行评估。

（1）针对工作准备：时间表是否得以按时执行？经费是否控制在预算内？在任务分配上是否达成了共识？公共展示和报告发布的反响是否满意？

（2）针对调查内容：调查信息是否是当地需要的？是否精准？结果阐释是否清晰准确？结论是否都基于证据？建议意见是否被完整表达？设置的标准是否简单易读？

（3）针对结果影响：公众参与度如何？健康基线状况是否有足够的媒体曝光度？报告发行本的社会反响如何？政策制定主体是否采纳意见建议？规划是否被实施？

6. 随访与更新

城市健康状况在不同部门之间的合作、公众参与下会逐渐提高。为了调整计划、改进行动方案、促进更多合作共赢，需要不断的随访，更新对城市健康状况的理解。

澳大利亚墨尔本市开展了城市健康状况调查，并基于调查的结果制定了公共卫生优先的市政措施，为其他城市如何开展城市健康调查提供了很好的例子。

墨尔本城市健康状况调查

为促进墨尔本市的社会繁荣和社会、经济、环境的可持续发展，改善居民的生活质量，根据《公共卫生和福祉法案（2008）》，市政委员会需要每四年为其辖区准备一份市公共卫生和福利计划，或将卫生和福利优先事项纳入其市议会计划。市公共卫生和福利计划通过审视当地居民的健康状况和健康决定因素，确定居民的公共卫生和福祉需求，作为政府战略规划和制定优先事项的证据基础。

居民健康和福祉概况调查由市政委员会的健康和福祉处进行，调查目标如下。

（1）为墨尔本市政府提供居民健康和幸福状态概况，确定影响该市居民健康和幸福生活的行为方式和环境条件（社会、经济、建筑和自然等）。

（2）利用提供的数据，为该市出台的2017—2021年墨尔本市议会计划将纳入市政公共卫生和福祉规划（Municipal public health and wellbeing planning），推荐健康福祉重点优先领域。

（3）为正在进行的改善当地社区健康和福祉的战略规划和活动提供信息，提供基于调查数据的资源以供市政府和社区利益相关者使用。

墨尔本市的健康和福祉概况调查采用了在墨尔本市级别上可用的最新数据，汇集了墨尔本市进行的系列研究结果，包括2014年和2015年墨尔本未来社会幸福指数调查《墨尔本市年度报告》《2014年墨尔本市学生和教育概况》等专项报告。调查是基于为了健康的环境框架进行的，该框架强调环境（社会、经济、建筑和自然主导作用）在影响人们的生活方式选择并带来健康和福祉结果上的重要性。自2001年以来，该体系一直是市政府规划公共健康和居民福祉的参考标准。

调查主要包括以下内容：墨尔本市的概况，居民身体和精神的健康状况，影响社区健康和福祉状况的生活方式，主要的影响居民健康生活方式和享受高质量健康的生活的社会、经济、建筑、自然环境条件（表3.2）。

表3.2　墨尔本市健康状况调查内容

墨尔本市概况	人口和人口增长情况、年龄结构、文化多样性、房屋结构
居民身体和精神的健康状况	身体健康：健康自评、残疾、预期寿命、慢性病、体重、口腔健康、性和生育健康、住院情况。精神健康：幸福感、工作/生活平衡状况、心理压力、焦虑和抑郁状况
影响社区健康和福祉的生活方式	社会环境：归属感、参与艺术文化活动、志愿活动、获取健康服务、文化参与、教育和终生学习、安全感、犯罪率、家庭暴力。经济环境：社会经济状况、流浪人口、住房压力、食物保障、物价。建筑环境：噪声、食物供应和可获得性、酒类销售、交通便捷度。自然环境：开放空间可达性、食物生产、食品安全、气候变化

基于调查的结果，墨尔本市政委员会建议在政府2017—2021年计划中采取行动优先解决如下的健康和福祉问题（表3.3）。

表3.3　墨尔本市优先解决的健康和福祉问题列表

身体和精神健康问题
2型糖尿病和高血压患病率上升
性和生育健康问题，尤其是青少年性传播疾病和衣原体病毒患病问题
牙齿健康状况差（尤其是孩子）
精神健康——居民日常精神沮丧程度上升

健康行为问题
身体活动程度低、静态行为高
水果和蔬菜摄入量少，软饮料消费量高
由酒精和毒品造成的长期和短期健康危害
被动吸烟
缺乏防晒措施
儿童免疫力低

续表

身体和精神健康问题	
影响健康福祉的环境问题	
社会环境	经济环境
社区安全，尤其是酒精及毒品的使用和犯罪 家庭暴力上升	生活成本上升，弱势群体最受影响 无家可归者数量上升 食物保障程度低
建成环境	自然环境
由快速增长的24小时城市带来的问题 （例如主动交通、噪声、拥挤） 健康食品可达性低、酒的售卖程度可达性高	增加社区在食物生产上的兴趣 环境健康保护，食品安全、热浪和灾害管理
需要特别关注的人群	
居住在特定区域和房屋的人群 低收入者 有0~12岁儿童的家庭，特别是单亲家庭 学生，特别是国际学生	失业者 老人，特别是残疾、空巢和居住在公共房屋中的老人 严重残疾人士 无家可归人士 缺乏食物保障的人士

第二节　健康影响评价方法

健康影响评价（health impact assessment, HIA）可被用来审查政策或项目对人类健康可能存在的影响。健康影响评价是一种综合了过程、方法和工具，系统地评价政策或项目对人类健康存在的潜在或意想不到的影响及其分布的评估手段，并能够辨别出最合适的行动以管理这些影响。

健康影响评价帮助决策者做出选择和改进，以防止疾病或伤害，并积极地促进健康，即为决策者和利益攸关方提出建议，将提案的积极健康影响最大化，并将其对健康的负面影响最小化。此外，健康影响评价是避免因各部门制定的政策互相冲突，从而对健康产生不利影响的有力工具。将健康影响评价融入政府的政策制定工作流程，是确保各部门之间进行合作，尤其是和卫生部门之间开展合作的有效机制。健康影响评价最先应用于欧美城市。世界卫生组织对在全球范围内采用健康影响评价提供了工具和培训支持。

健康影响评价包括五个步骤（图3.2）。

（1）筛选。确定健康影响评价的适用范围。并非任何一个项目、政策或计划都能够执行健康影响评价，因此，需要筛查在什么情况下进行系统的评估。

（2）界定。确定要做什么以及如何去做。评估的范围界定了评估涉及的界限，以及如何实施健康影响评价。

（3）评价。确定健康危害并考虑影响因素。健康影响评价的大部分工作都聚焦于如何确定健康危害，以及考虑影响的因素。应用各种可用的数据，分析具体政策或项目对人类健康的影响，对受影响人群、基线状况、未来预测状况、缓解状况等进行综合分析，确定影响因素的显著性。

（4）建议和报告。提出减少危害或改善健康的建议。健康影响评价的一个关键输出是提出建议，影响提案的修改。

（5）监测。评估健康影响评价是否影响了决策过程（以及随后的提议），是健康影响评价的一个重要组成部分。与任何干预一样，评估是必须的，以确定健康影响评价是否有效。对健康影响评价过程的评估也有助于回答为什么健康影响评价是有效的（或无效的）。

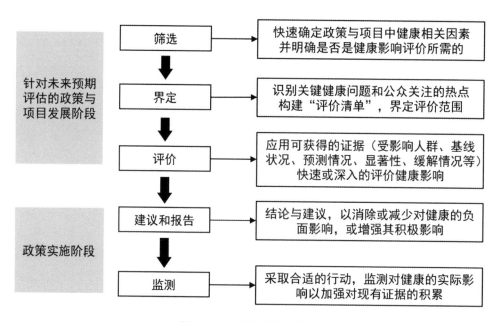

图3.2　健康影响评价的流程

在城市规划中融入健康影响评价

城市规划工作的目的是在城市各级各类规划的制定、执行和修改的过程中纳入对健康影响的考虑，为创建健康工作和生活所需的建成环境提供指引。总体上分为制度和组织准备、规划中融入健康、规划实施中健康目标的实现、监测与评估等四个步骤。城市规划中融入健康影响评价的工作路线如图3.3所示。

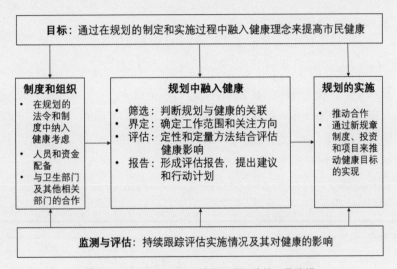

图3.3　城市规划中融入健康影响评价的工作路线

1. 制度和组织准备

（1）制度建设

为给把健康纳入空间规划体系提供地方法规依据，可在城市规划条例中增设健康城市和村镇规划的内容和标准。城市土地利用规划和控制性详细规划中，需体现健康城市规划指标体系的各项要求。为促进在建设项目中对健康影响的考虑，宜在城市新建项目和改造地块的规划设计条件中设置健康城市规划的具体指标，以指导城市修建性详细规划、场地设计、建筑设计和景观环境设计，并作为工程项目获得规划许可的依据之一。

（2）组织建设

为提高城市规划设计专业人员在规划设计中纳入健康的能力，需要对相关人员进行健康城市建设的培训。为促进和卫生等相关部门的合作，宜设置相关部门工作人员参与规划全过程的机制和支持该机制所需的资源。为提高公众的参与，可采用参与式规划方法，鼓励公众自规划的初始阶段全程参与关系市民健康的规划部分。

2. 将健康融入规划的方法

（1）筛选

筛选的工作内容包括：分析规划制定的政策背景、内容和时间节点；给出规划对健康的重要性；进行健康影响评估可能性的初步评估；列出进行健康影响评估所需的资源；做出是否进行健康影响评估的决定。

筛选可以参照表3.4筛选工作表进行。

表3.4 **筛选工作表**

筛选问题	答案和支撑内容
1. 是否有足够的时间和资源进行健康影响评估？	
2. 规划是否存在对健康产生显著的负面或正面的影响的可能性？	
3. 健康影响评估的结果是否能够改变规划或者帮助规划人员对不同方案进行选择？	
4. 规划是否已经包括了健康的部分？	
5. 规划是否将对弱势群体产生更大的负面健康影响？	
6. 是否存在公众对规划的健康影响的关注？	

（2）界定

界定的工作内容包括：明确需要关注的健康后果及其影响途径；识别被影响的人群；描述问题、数据源、分析方案；提出规划中行动的替代方案；总结规划中涉及的利益相关方提出的问题；划分评估工作小组的职责。

界定工作可以采取两种方法：一是建立起描绘健康影响的因果路径的逻辑框架。二是系统性地、快速地分析规划影响健康的所有可能方式，并归纳成表，参见表3.5规划的健康影响路径分析工作表。

表3.5 规划的健康影响路径分析工作表

规划内容：							
健康决定因素：							
地理范围：							
现在情况主要问题	健康影响的问题	指标	数据源	分析方法	优先度	备注

界定工作也包括为规划内容提出替代方案，便于在下一阶段的评估工作中对原方案和替代方案进行评估。

（3）评估

评估工作主要包括两个内容：描述受影响人群的健康基线状况；评估规划内容的潜在健康影响。

建立现在的健康概况可以采用如下数据：① 文献数据，包括科学刊物和报告。② 健康、环境和社会指标。③ 规定的条件、标准和基准线。④ 专家知识，包括工作组、调查和访谈。⑤ 为评估特别收集的数据。

评估规划内容的潜在健康影响是基于理论、基线状况和人群的关注来判断规划潜在的影响，可以使用表3.6。视时间、数据和可用资源，可以采用如下的一种或多种方法：① 经验研究，主要从文献和公共卫生研究报告中获取已有的证据。② 定量预测，基于定量预测模型，预测健康影响。③ 空间分析，使用地理信息系统（Geographic Information System, GIS）等工具揭示健康影响的空间分布。

表3.6 规划的健康影响快速评估表

健康决定因素/健康后果	健康影响的方向	健康影响发生的可能性	健康影响的程度	健康影响的严重度	健康影响的分布	证据的强度

表中指标的度量方式如下：① 健康影响的方向。正向；负向；不确定；没有影响。② 健康影响发生的可能性。可能；有可能；不可能；不确定。③ 健康影响的程度。低，只影响少数人；中等，影响一定数量的人；高、影响很多人。④ 健康影响的严重度。低，影响能被很快和容易地管理，或者不需要应对；中等，影响需要处理或医疗管理，并且可逆转；高，影响是长期的、不可逆转或致命的。⑤ 健康影响的分布。给出影响到的人群或地域，或者"同等影响"。⑥ 证据的强度。强，有大量的流行病学证据支持；弱，证据较弱。

（4）报告

报告的工作内容包括：针对识别出的健康影响，提出基于循证的建议和管理方案；提交清晰地陈述了问题、数据、分析方法、主要发现、建议的报告；将主要发现和建议整理成易于和其他决策因素（经济、政治）融合的形式，通报给决策者、公众和其他利益相关者。

建议的主要形式有：替代方案；缓解措施；缓解和健康支持措施；支持或反对特定规划内容。

报告总结规划措施可能产生的主要健康影响并提供改善健康后果和健康决定因素的建议。报告的写作强调透明性，需要注意以下事项：① 如实记载评估的全部过程和参与者。② 提供分析健康问题的细节，包括科学证据，数据源、分析方法，预测的健康影响及其显著性，相应的建议，以及分析的局限性和不确定性。③ 应提供公众查阅报告的渠道，便于他们审阅和发表意见。

3. 规划实施中健康目标的实现

为促进规划中健康目标的实现，可以采取如下措施。

（1）将健康相关的目标在决策过程中制度化，可通过改变规定或在规划中包含对政府部门工作回顾的明确要求实现。

（2）将健康相关的目标包含在更详细的规划中，可在详细规划中加入健康目标，并保证相互的呼应和一致性。

（3）建立跨部门工作小组，解决实施中的制度和组织障碍。

（4）动员社区积极参与，确保社区在实现自己选定的健康目标时起主导作用。

4. 监测与评估

为评估规划产生的影响，可采用城市建成环境指标体系，与卫生部门提出的健康城市指标体系相结合，在规划实施后对建成环境的改变及其健康影响进行监测和评估，并及时反馈，便于调整和修改规划。

第三节　健康均等性评估方法

促进健康均等性是当前国际健康管理的主流趋势，被中央列入新时期卫生工作的重点，但现有的国家健康城市评价体系对该部分的内容涉及较少。在各个城市开展的相关工作中，主要注重卫生医疗服务的均等性。一些城市在执行国家基本公共服务均等化政策的过程中，虽然考虑了与健康相关的公共服务的均等性，如上海等，但总体上，国内城市还没有形成一套完整的对健康均等性的评估方法。

为了促进解决健康不均等问题的进程，世界卫生组织在2008年与10个国家和地区的17个城市，合作开发并试验了"城市健康均等性评估与响应工具"。通过标准化的程序指导，决策者和社区收集相关证据，有效规划适当行动以应对城市健康不均等现象。国内城市可以参考世界卫生组织开发的工具，在健康城市建设成效评估中加入对健康均等性的评价内容。

该工具有四个特点：容易使用、全面且包容、在操作上是可行且可持续的、能够将证据与行动联系起来。城市健康均等性评估与响应工具要实现的主要目的如下。

（1）指导政策制定者和关键利益相关者更好地了解健康问题的社会决定因素及其对城市居民的影响。

（2）激励政策制定者、项目经理和关键利益攸关者作出战略决策，并优先考虑城市的弱势群体和弱势群体的具体行动和干预措施。

（3）帮助社区确定差距、优先事项和必要的干预措施，以促进卫生公平。

（4）支持项目经理改善与健康问题社会决定因素相关的部门间协作和沟通战略。

具体的操作方法如下：根据参与城市的情况，基于健康结果和城市社会经济环境等情况构建的指标评价体系，将指标分为不同等级，其中核心指标是健康均等性评估的重点，其他还包括可选的指标。各个城市在评估时自主决定，从"强烈推荐的指标"和"可选指标"选择适合当地需求的指标进行评估。

　　城市健康均等性评估的核心指标和可选择指标如表3.7所示。

　　加拿大多伦多市在2014年使用城市健康均等性评估与响应工具，分析了城市中健康均等性状况，其分析过程和对调查结果的分析可以为其他城市提供一些参考。

表3.7　**城市健康均等性评估指标体系**

指标类别	指标名称	指标内容
核心指标		
综合指标	婴儿死亡率	在特定年份出生的儿童，如果按照目前的年龄特定死亡率，在某一特定年份出生的婴儿的概率（以每千例活产婴儿的比率表示）
特定疾病指标	糖尿病患病率	每10万人患糖尿病的人数
	糖尿病死亡率	每10万人的糖尿病死亡人数
	结核病发现率	在指定的年份，通过直接观察治疗、短期计划诊断和报告的痰检阳性结核病例的比例
	结核病治愈率	在指定的年份里，在成功完成治疗的情况下，登记的痰检阳性结核病例的比例，以及成功的细菌学证据
	结核病登记发病率	每10万人在特定时间点上的病例数（点流行率）
	结核病死亡率	在特定时期内，每10万人的结核病死亡人数（死亡率）
道路交通事故伤害	道路交通事故死亡率	每10万人的发生数
物理环境和基础设施	获得安全饮用水	可持续获得改善水源的人口比例
	改善卫生条件	获得改善卫生条件的人口比例
社会和人类发展	完成初等教育	总入学数与初等教育的最后一年级学生的比率
	熟练的助产服务	由熟练卫生人员参加的分娩比例
	完全免疫的儿童	1岁以下完全免疫的儿童的比例
	吸烟流行率	目前吸烟和使用其他形式的烟草制品的人口比例
经济状况	失业率	目前失业人口占总人口的比例
社会管理	政府在卫生方面的支出	在某一财政年度，公共卫生支出总额占政府总支出的百分比

续表

指标类别	指标名称	指标内容
强烈推荐的指标		
综合指标	5岁以下儿童死亡率	在特定年份出生的儿童的概率（以每千例活产的比率表示），如果按照目前的年龄特定死亡率，则在5岁之前死亡
	产妇死亡率	在规定的时间内（通常为一年），每10万活产中，产妇死亡的人数
	出生时预期寿命	若婴儿出生时的特定年龄死亡率模式在孩子的一生中保持不变，则新生儿的预期存活的年限数
特定疾病指标（所有癌症、心血管疾病、呼吸道疾病、艾滋病毒/艾滋病、精神病）	特定疾病的各自发病率	每10万人有特定疾病（所有癌症、心血管疾病、呼吸道疾病、艾滋病毒/艾滋病、精神病）的病例数
	病因特异性死亡率	每10万人的死亡发生数
物理环境和基础设施	城市家庭固体废物处理	城市固体废物管理系统所服务的人口比例，以百分比表示
	固体燃料使用	以生物量（木材、木炭、作物残余物和粪肥）和煤炭为主要家庭能源做饭和取暖的人口比例，以百分比表示
	因工作暴露而造成的伤害发生率（致命或非致命）	每10万劳动人口的病例数
	因工作暴露而造成的伤害死亡率（致命伤的发生率）	每10万劳动人口的病例数
社会和人类发展	识字率	15岁及以上有文化的人口比例，以百分比表示
	体重不足的儿童	5岁以下儿童的体重与年龄，小于−2个标准差，低于国际参考人口年龄0~59个月的中间值
	超重和肥胖	被列为超重或肥胖的成年人口的百分比例
	母乳喂养	6个月以下婴儿仅以母乳喂养的百分比例
	未成年怀孕	15~19岁的少女怀孕率占每千名女性的比例
	体育活动	因体育锻炼不足而患病的成年人在所有锻炼不活跃的成年人中所占的比例
社会管理	选举参与率	在最近的地方/全国选举中投票的合格选民的百分比例
	保险覆盖率	任何类型的健康保险所覆盖的人口的百分比例

续表

指标类别	指标名称	指标内容
可选指标		
物理环境和基础设施	酒类销售网点	每10万人的酒类出售数量
	绿地率	绿色空间覆盖的城市土地面积的百分比例
社会和人类发展	亲密伴侣对妇女的暴力行为	在特定的参照期内，在某一时期或以前的亲密男性伴侣中，经历过身体、性和情感上虐待的女性比例
	虐待儿童的发生率	在特定的参照期内，儿童有过身体或情感上的虐待、性虐待、忽视或疏忽治疗、商业或其他剥削，在责任、信任或权力关系的背景下，对儿童的健康、生存、发展或尊严造成实际或潜在的伤害
	虐待老年人的发生率	在特定的参照期内，在有期望信任的关系中发生过一种或重复的行为或缺乏适当行动的老年人比例，在规定的时间内对老年人造成伤害或痛苦
	出生体重不足	在给定的时间段内，体重低于2500克的活产婴儿的百分比例
经济状况	贫民窟人口	居住在贫民窟的城市人口比例
	非正规雇佣	非正规就业人口比例
社会管理	政府在教育方面的支出	在某一财政年度，公共教育支出占政府总支出的百分比

 加拿大多伦多市健康均等性评估工作

多伦多市健康均等性评估工作可大致分为指标确定、指标阈值确定、指标计算和分析报告等四个过程。

多伦多市进行的第一项工作是确定指标。因为世界卫生组织开发的城市健康均等性评估与响应工具是针对中低收入国家制定的，多伦多市需要对其进行修改。多伦多市在初步确定指标时采用了专家调查法。他们邀请了来自40多家机构超过80名的参与者，基于预先确定的指标选择准则（表3.8）提出备选指标。再经过测试和验证进一步筛选出指标提交评估指导委员会批准。最终确定的15个指标能够被用于度量均等性的变化和衡量提高多伦多社区健康和福祉的行动是

表3.8 **指标选择准则**

准则	解释
代表性	可用的数据是否能描述多伦多每个社区？（超过20%的社区没有数据的指标不选取）
变异性	所选指标的数据里是否有足够的变异性来表征社区间的不平等或差异？
质量和有效性	指标测度的是否是计划测度的内容？指标的获取是否遵循数据完整性和报告的相关实践标准？

否成功。指标覆盖了五个领域：①经济机会；②社会和人类发展；③治理和市民参与；④物理环境和基础设施；⑤人群健康。

和城市健康均等性评估与响应工具一样，多伦多市将指标分为要求的和强烈推荐的两类指标。经济领域包括3个指标：失业率、低收入家庭人数占比、社会扶助接受者比例（推荐指标）。社会和人类发展领域包括3个指标：高中毕业率、边缘化程度、成年人获高中以上文凭人数占比（推荐指标）。治理和公众参与领域包含一个指标：选民投票率。物理环境和基础设施包括4个指标：社区聚会场所、可行走性、健康食品可达性（推荐）、绿地可达性（推荐）。人群健康包含4个指标：过早死亡率、精神健康自评优良率、潜在的可避免住院率、20岁以上糖尿病患病率（推荐）。

在确定指标之后，多伦多市确定了各个指标的基准值范围和潜在的目标。在这个过程中，多伦多使用了地方数据和其他城市的数据，并综合使用了一系列统计学的方法（表3.9）。在选用其他城市的数据时，考虑了多伦多的特点，选择了和多伦多类似的城市中心（近五年的移民比例超过5%和人口密度超过1000人／平方公里）。

在评估过程中，多伦多市首先采用了一个简单的可视化方法。在计算了当前的指标数值之后，多伦多市根据所确定的基准值，将低于该值的社区归类为红区，将高于基准值的社区列为绿区，并将落于低值和高值之间的社区列为黄区。在完成分类之后，可以用落入红区次数和落入绿区次数来显示社区的情况。也可以采用两种方法计算一个综合指数。第一种方法是统计每个社区落入红、黄、绿的次数，然后按照红、黄、绿的顺序依次进行社区的排序。第二种方法是得分范围转化法，每一个区的值可以用下列公式转化为0～1的值，然后可以计算总和与在每个领域的和，进行排序。

$$得分 = \frac{V_{min}}{V_{max} - V_{min}}$$

式中，V_{max}和V_{min}分别为评价指标的最大值和最小值。评估的结果可以分领域或者汇总以矩阵表的形式显示，也可以以图的形式进行空间化展示。

表3.9　多伦多市采用的指标阈值确定方法及其优缺点

阈值确定方法	使用方法	优点	缺点
人口20%分位数	从好往差排列，达20%人口时的值为绿区阈值；从差往好排列，达20%人口时的值为红区阈值	人口的分位数能够确保包含足够数量的人口，能够显示差异和响应干预措施，而不是只捕捉到异常值	划分到同一类的值可能存在较大差异，或相近的值被分到不同的类别中
标准差	与平均值的差异大于1个标准差或小于1个标准差的值	能提供数据的分布和异常值的信息	标准差可能落在一个相同范围，因此无法起到区分的作用
比率	用社区数值除以城市数值，高于1.2时的值或低于1.2时的值	一个简单的差异程度的衡量方法	有意义或者与政策相关的比率需要根据数据本身确定，统一的1.2可能不是对所有指标都有意义
外部比较	选择的比较城市排序，低和高的20%分位数值	考虑了多伦多市之外的城市情况，提高了不平等度量值的外部有效性	外部比较可能不相关，没有城市能和多伦多市完全相似
最富人群分位数	将社区按照收入排列，然后五等分，取最高的20%社区的值	最高收入的分位数和最低收入的分位数的比较能显示不公平	不是所有的指标都是在最高收入的社区是最佳的
自然分割	当数值的差异是平均的数值差异的1.5倍时就显示出来。该方法是备用方法	能够更好地将相近的数值划分到同一类别中	有较大偏差的数据的顶部和底部的类别含有的社区个数可能很少；且结果不易解释，自然分割形成的类别常常多于所用的三种颜色

续表

阈值确定方法	使用方法	优点	缺点
统计显著性	计算指标的95%置信区间，然后标记一个社区的值是显著地高于或低于城市的值	通常管理机构要求测试差异是否显著	多重比较会增加统计学上的I类错误
政策目标或其他机构制定的目标	政策确定的目标或者其他机构验证并批准应用的目标	最佳的选择，因为它们有行动支撑，且被监测	关于健康和社会不平等的指标很少
分位数	在20%、25%或33.3%分位的社区数量	社区数量的简单计数较其他方式更容易操作	有时不易区分，且主观

多伦多市的城市健康均等性评估与响应工具分析结果令人警醒：接近半数的社区在所有的领域中都落在黄色区域，这显示这些社区发生了一些需要引起人们注意的事情，或者是需要更多的关注去找出来为什么会这样。同时，调查的结果还显示，只关注某一个方面是不够的，社区的每个健康指标以及它们之间的关系都需要被关注。社区需要采取一个城市层面上协调一致的、综合的更新措施。多伦多市的城市健康均等性评估与响应工具分析提供了政府机构可以用以缩小多伦多社区间差距的证据基础。

第四节　健康城市政策评估方法

我国健康城市建设的基本原则是"坚持政府主导，共建共享"。因此，政府制定的健康城市政策在健康城市的发展中起决定性作用。全国爱卫会发布的《关于开展健康城市健康村镇建设的指导意见》还明确提出各地政府"通过针对当地居民的主要健康问题和健康需求，制定有利于健康的公共政策"。这些原则对健康城市政策的制定提出了很高的要求。为了满足这个要求，各级政府需要能够对健康城市政策进行评估的方法，从而发现和弥补政策中的不足，提高执行的效率。

美国疾病预防控制中心将政策评估划分为不同的类型，包括内容评估、实施评估和影响评估（图3.4）。其中影响评估可以和健康城市建设进展评估结合进行，这里主要介绍内容评估和实施评估的内容。

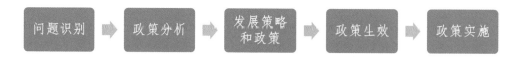

图3.4 **政策制定的各个阶段和评估的类型**

政策内容评估主要在政策制定阶段进行，评估的主要目的如下。

（1）发现政策在多大程度上清楚地说明了要求。

（2）比较不同区域的类似政策的异同点。

（3）理解政策的选择和通过的过程。

（4）改善政策的执行和未来政策制定。

（5）为政策实施评估和影响评估收集信息。

政策内容评估主要聚焦在以下几个方面。

（1）政策的核心部分和实施要求。

（2）支持政策中策略的证据基础。

（3）政策发展和通过的背景。

（4）利益相关者的作用和责任。

（5）其他类似政策的内容。

政策实施评估在政策生效和实施阶段进行，主要的目的如下。

（1）理解政策是如何实施的。

（2）发现计划和实际实施中的关键差异。

（3）识别政策实施的障碍和推动力。

（4）记录和比较政策的不同强度和变化。

（5）为下一步实施评估收集信息。

（6）改善执行过程。

（7）为未来政策制定提供信息。

实施评估的内容主要聚焦在如下几个方面。

（1）政策实施的主要成分，如投入、活动和产出。

（2）利益相关者的态度、知识和对政策的知情情况。

（3）政策实施的障碍和推动因素。

世界卫生组织营养和健康发展部针对全球营养政策评估需求开发了政策环境评估方法。该方法适用于对健康政策的内容进行快速评估，从而判断该政策是否聚焦在主要的健康问题上，是否有相应的健康干预行动，政策制定者是否有足够的能力以及协调机制来执行该政策。该方法可以用于对健康城市政策进行快速评估。

在该方法的基础上，健康城市政策进行修改后的政策环境评估内容可以概括为如下几个方面。

（1）健康城市相关政策、策略和规划。分析和健康城市建设相关的政策、策略和计划。包括：是否有健康城市发展规划？规划中有哪些组织和团体参与政策的执行？有无预算？确定的主要建设目标是什么？涉及哪些健康城市指标？包含了哪些相关的行动和干预措施？这些行动有无具体的目标、行动计划？卫生部门的主要作用？有无公众参与的机制等。

（2）健康城市协调机制。分析健康城市的协调机制。包括：是否有领导协调机制？负责人是谁？协调机制设置在哪一个政府部门？领导协调机制的成员是谁？协调机制的工作内容包括哪些？协调机制下设哪些工作组等。

（3）健康城市建设能力。评价一个城市建设健康城市的能力。包括：是否有与公共卫生相关的高校和科研院所？公共卫生从业人员数量是多少？公共卫生支出占财政支出的比例是多少？是否组织了健康城市建设相关知识培训？主要参加人员有哪些？有多少人参加以及培训的天数？是否是国家级和省级卫生城市？是否是国际上健康城市联盟组织的成员等。

（4）健康城市建设实施的行动、项目和措施。分析健康城市建设的具体行动。包括：是否开展过健康城市基线调查？是否在公共政策制定过程中实施了健康影响评估？是否开展了"健康细胞工程建设"？是否制定了健康城市指标评价体系？是否对健康城市建设情况进行过评估？主要的健康城市专项建设行动有哪些、持续时间、影响与成效？

以上内容根据国家健康城市建设的主要内容提出，各地政府在进行评估时应考虑当地情况，适当增加对当地薄弱环节的评估内容。下面案例中采用上述针对健康城市政策进行修改后的政策环境评估方法，对湖北省宜昌市公开发布的健康城市建设政策内容进行评估。

宜昌市健康城市政策环境评估

宜昌市是国家38个健康城市试点城市之一，在全国爱卫办开展的2018年全国健康城市评价中，名列湖北省健康城市建设第一。

根据宜昌市公开发布的健康城市政策和行动计划，对其政策环境的评估结果见表3.10。

表3.10　宜昌市健康城市政策环境评估结果

评价项目	评价结果
1. 健康城市相关政策、策略和规划	
1.1 是否有关于健康城市的综合规划、政策或战略？	宜昌市健康城市建设规划（2018—2020年）
1.2 哪些组织和团体参与政策的执行？	政府机构（含事业单位）
1.3 文件中有无预算说明	无
1.4 确定的主要建设目标	到2020年，宜昌市蝉联"国家卫生城市"称号，国家卫生县城比例达到80%，国家卫生乡镇比例达到20%以上。宜昌市健康城市建设的各项指标居全国前列，健康城市建设管理机制进一步完善，形成科学、有效、可行的健康城市评价体系
1.5 规划含有哪些健康城市指标？	人均期望寿命，孕产妇死亡率，婴儿死亡率，5岁以下儿童死亡率，城乡居民达到《国民体质测定标准》合格以上的人数比例，环境空气质量优良天数占比，重度及以上污染天数，生活饮用水水质达标率，生活垃圾无害化处理率，公共厕所设置密度，人均公园绿地面积，病媒生物密度控制水平，国家卫生县城（乡镇）占比，基本医保住院费用实际报销比，城市人均体育场地面积，职业健康检查覆盖率，食品抽样检验3批次／千人，学生体质监测优良率，健康社区、学校、企业覆盖率，严重精神障碍患者规范管理率，儿童健康管理率，孕产妇系统管理率，每万人口全科医生数，每万人口拥有的公共卫生人员数，每千人口医疗卫生机构床位数，提供中医药服务的基层医疗卫生机构占比，居民健康素养水平，15岁以上人群吸烟率，经常参加体育锻炼的人口比例，媒体健康科普水平，注册志愿者比例，艾滋病感染管理率，健康服务业规模

评价项目	评价结果
1.6 规划含有哪些行动措施？	控制空气污染，控制水污染,城市基础设施建设（道路、水利、网路等），城市绿化和造林，垃圾分类回收利用，使用绿色清洁能源，优化城市规划和设计，提高个人医疗费用报销比例，扩大社会保障，增强教育公平性，加强对老年人的照顾和看护，鼓励社会团体和个人志愿者的参与，提升城市公共安全，建设社会保障性住房，加强对社会弱势群体的照顾，加大对医疗服务设施建设和人员的投资，加强基础医疗公共服务均等性，建立和完善分层诊疗系统，加强公共卫生管理，加强传染病监测和预防，加强慢性病控制，加强精神疾病控制，加强妇幼医疗保健，加强中医的应用，鼓励社会投资医疗服务，发展健康产业，倡导健康运动，控烟，开展健康教育活动，通过大众传媒提供健康知识，开展健康细胞建设及生态环境修复
1.7 上述哪些行动有具体的目标？	上述行动全有
1.8 上述哪些行动有具体的行动计划？	上述行动全有
1.9 规划中描述卫生部门的主要作用是？	未见描述
1.10 公众参与的方式？	培育和发展各类居民健康自我管理小组，引导市民积极开展自我健康管理，通过专业指导、自我管理相结合的形式，帮助更多市民养成健康生活方式
2. 健康城市协调机制	
2.1 是否有健康城市领导协调机制？	有
2.2 机制的负责人是？	分管副市长
2.3 机制设置在哪里？	市卫生健康委员会
2.4 机制包括哪些成员？	41个政府机构
2.5 机制的主要工作内容是？	综合统筹协调,制定健康城市规划，组织人员培训，考核任务目标完成情况
2.6 是否下设工作组？	未见描述

续表

评价项目	评价结果
3. 健康城市建设能力	
3.1 是否有和公共卫生相关的科研院校？	有，三峡大学医学院
3.2 公共卫生从业人员的数量或比例是？	缺乏数据，未评估
3.3 财政支出中公共卫生的支出占比是？	缺乏数据，未评估
3.4 是否组织了健康城市建设培训？	是，政府工作人员
3.5 是否是国家卫生城市？	是
3.6 是否是国家健康城市试点？	是
3.7 是否是国际健康城市联盟成员？	否
4. 健康城市建设实施的行动、项目和措施	
4.1 是否进行了健康城市基线调查？	2016年开展
4.2 通过健康城市基线调查发现了哪些问题？	未见描述
4.3 是否在政策制定中引入了健康影响评估？	在城市总体规划、健康相关的部门规划和中长期发展规划中引入
4.4 健康影响评估的执行者是？	自我评价（健康宜昌专家委员会）和第三方评价
4.5 是否开展了健康细胞工程建设？	是
4.6 是否对健康城市建设情况进行过评估？	是，2018年由第三方开展评估
4.7 是否有市级的健康城市指标体系	是
4.8 是否有健康城市建设专项行动？如有，列出三项	是，大气污染专项工程；生态系统修复和资源保护；绿色低碳交通体系建设
4.9 健康城市建设专项行动的成效如何？	专项行动建设期为2018—2020年，尚未见评估报告

综合上述分析可见，宜昌市的健康城市建设政策环境良好，表现在制定了较完备的健康城市发展规划，建立了有效的协调机制，具备一定的健康城市建设基础。宜昌市最为突出的是完成了健康城市建设的一些专属工作，包括开展健康城市基线调查、将健康影响评估纳入公共政策制定过程、发展了地方的健康城市评估指标体系，对健康城市建设的进展进行了评估。少有城市如此完整地进行这些健康城市的专属工作。此外，在评估过程中引入第三方，将自我评估和第三方评估相结合，也是一个值得仿效的做法。

宜昌市公开发布的健康城市政策和行动计划，依据了城市政策内容评估的方法，从健康城市相关政策、策略和规划，健康城市协调机制，健康城市建设能力，健康城市建设实施的行动、项目和措施等多个维度进行了政策评估。从这个案例可以看出，宜昌市通过健康城市政策评估的方法，有效地对当前开展的健康政策进行了评估，对有需求进一步开展健康政策的领域问题进行了识别。

第五节　健康城市政策经济影响核算方法

健康城市政策的实施可能会为一个城市带来直接或潜在的经济影响。这种经济影响虽然不会在政府的财政收入上直接显现，但是会潜移默化地减少未来公共政策或公共措施的开支，因而有必要对其所产生的潜在影响进行核算。从理论上讲，对健康城市政策进行经济评估的目的，是为了在现有资源条件下，选择可以达成最高水平的、健康城市相关的干预政策组合。

健康城市政策可通过改善居民健康或直接增加物质积累来产生正向的经济影响并最终提高社会福祉。在健康城市的框架中，公共政策、健康和财富等三个要素相互影响，其影响路径可以归纳为如图3.5所示：① 公共政策通过改善其创造的健康状况间接影响财富，如减少疾病负担；② 进而影响诸如劳动生产率、教育程度和储蓄等因素；③ 公共政策也会直接影响财富，比如通过劳动力雇佣、物质资本积累等。这三个

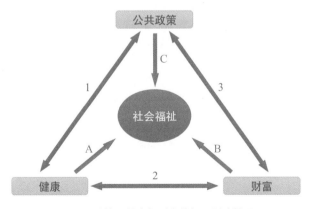

图3.5　政策、健康与财富的相互影响关系

要素会通过多种途径最终对社会福祉的基本目标做出贡献：① 改善健康本身就是一项好处；② 改善了直接或间接创造的财富；③ 公共政策本身会提供安全和社会保障。事实上，健康会通过人们的生产能力、教育投资和物质资本积累等因素，影响经济增长和经济发展。与此同时，经济增长和经济发展也会通过收入水平、消费和营养水平以及健康投资等因素，影响人们的健康水平。

对健康城市政策经济进行核算的方法有很多种，大体上可分为：揭示偏好法和显性偏好法。揭示偏好法是最为常用的政策经济影响核算方法，它通过调整可被观察到的市场信息来揭示个人对偏好的估值。而显性偏好法则常常通过问卷调查来完成。揭示偏好法中，几种典型的具体核算方式包括：疾病成本法、人力资源调查方法、享乐定价法、质量调整生命年法。而显性偏好法中，几种典型的核算方式包括：条件估值法、基于统计的生命价值法、选择实验法。各方法之间的具体差异和选择各方法核算城市政策经济影响时的局限性见表3.11。

表3.11　健康经济核算的主要方法及其局限性

分类	具体方法	描述	局限性
揭示偏好法	疾病成本	将直接成本（如医疗保健、旅行成本等）和间接成本（由于工作减少所损失的生产价值）加和作为总体经济成本，通常以占当前GDP的百分比表示	疾病成本方法未能反映疾病的全部损害，如心理痛苦和身体痛苦，因此，应作为规避健康风险总价值的下限来处理
	人力资本调查	人力资本调查估计了因生病而以工作日计算的生产率损失。这种方法还根据与过早死亡有关的收入损失来评估生命损失。其原理是，人们应该愿意支付至少与他们因过早死亡而损失的收入相等的价值	在人力资本调查中，通常很难为家务劳动或非现金劳动分配工资
	享乐定价	享乐定价方法评估污染地区和未污染地区住房价格的差异或危险工作和非危险工作之间的工资差异。住房价格和工资变化反映了避免对这些人造成健康损害的价值，因此表明了个人愿意支付避免损害的费用	享乐主义方法要求有一个运转良好的住房或劳动力市场，这将与地点或工作有关的健康风险内在化
	质量调整生命年	质量调整生命年研究衡量生命的质量和数量。结合提供不同干预措施的成本，可以进一步进行成本效益分析(每质量调整生命年成本)	质量调整生命年通常不能恰当地代表个人对健康的偏好，使用质量调整生命年来估计损失成本可能会导致低估

分类	具体方法	描述	局限性
显性偏好法	条件估值法	在条件估值问卷中，通常向受访者提供一个估值方案，该方案描述了评估政策导致的公共产品供应的变化，并以最简单的开放形式，询问他们为所实施政策的最大支付意愿	条件估值法虽然被广泛使用，但由于其与偏见（如假设偏见、战略偏见和嵌入效应）相关而被批评为缺乏可靠性。如果受访者认为，他们为提供环境资源所支付的实际费用，会受到他们对条件估值问题回答的影响，他们可能会低估他们的支付意愿
	基于统计生命价值	基于支付意愿法的应用来估计疾病对整体福利的影响。基于统计生命价值模型计算了非市场生产和消费、非劳动收入、闲暇时间以及为避免痛苦而支付的额外费用价值，但不包括由政府支付的医疗费用	1. 对非传染性疾病的局限性较大，比如不可观察到的基于统计生命价值变量本身是否具有科学性尚待讨论。该方法更适用于发病率而不是死亡率影响 2. 基于统计生命价值的值通常是通过比较相对危险的工作收入和相对安全的工作收入来计算的。这种方法的估计值会高于人力资本方法的估计值
	选择实验法	选择实验法基于兰卡斯特的价值理论描述了被评估商品的特征、属性以及这些属性的等级。其中一个属性通常是价格，因此其他属性的边际价值可以用货币来评估。在此基础上，提出一套由不同属性层次组合而成的备选方案，并要求受访者选择他们最喜欢的	—

这些核算方法大多是在福利主义理论框架下建立的，合理运用经济评价技术可以帮助决策者选择一套具有成本收益的健康关键措施，从而完成政策的制定。但需要指出的是，这些方法中有一些具有较为明显的局限性，如质量调整生命年、健康年等效值和拯救年轻生命等效值等方法，其关注的主要是健康结果，而没有对旨在改善个人健康之外的生活质量的干预措施进行评估。许多健康城市政策措施力求影响生活质量的更广泛方面，无论是健康，还是非健康结果，如犯罪率的降低等。因此，质量调整生命年及其相关生活质量测量方法如欧洲五维健康量表和六维健康调查

简表等，可能低估了公共卫生干预的相对益处。与此同时，在进行经济核算时需要注意的是，要关注货币数据、价格变动数据、有关通货膨胀或货币兑换的任何调整的详细信息，并对所核算出的货币化结果进行及时的调整，以获得最为准确的经济影响评估结果。

在健康城市政策框架下，决定个人健康水平和国家整体健康状态的因素众多，如个人的消费营养水平和结构、个人的治疗和保健支出、社会医疗卫生供给状况、社会公共卫生状况等。健康支出在现实中又涉及不同的经济主体，如个人和家庭、医疗单位和医保单位、国家卫生保健部门和国家医疗支出部门等。所以，通过区分不同部门和不同用途上的健康支出作用，来研究健康对经济增长和经济发展的影响机制，可能会成为未来健康城市政策研究领域的关键问题。

 英格兰城市经济与健康间的关系

英格兰核心城市健康工作组在2012年对英格兰的8个核心城市城市经济和健康的关系进行了分析，阐述了两者之间的联系。

工作组首先指出，在所有的欧洲国家中，最脆弱的人群往往有最差的健康状况和最高的死亡率。持续的不平等影响了整体健康的改善，而经济危机加重了欧洲长期存在的不平等、低收入和相对贫困状况。经济危机造成失业并将工人置于低收入工作的陷阱中。由失业和低收入工作造成的贫困将不可避免地产生负面的健康后果。之前的*The Marmot review of health inequalities*揭示了健康和工作的相互关系，报告发现稳定的工作和更好的工作对人的生活和感受会产生正面的影响，而失业将产生负面的影响。

工作组认为，在健康和工作的关系中，需要关注以下几个方面。

（1）工作场所健康。确保企业看到保持员工健康的价值从而对员工的健康进行投资。企业通常没有意识到员工健康可以带来的好处（如生产力、员工忠诚度及出勤率增加）。健康的工作场所做法有助于预防健康问题，从而避免因病缺勤、遣散费和招聘费用等带来的业务成本。工作场所的健康所影响的不仅仅是生活方式，还包括更广泛的如工作设计、对自己工作控制和企业文化等，这些都会影响员工的福祉与健康。

（2）为因健康状况不佳而不在岗的雇员提供帮助。政府与雇主合作支持员工在工作中管理健康状况是关键要素。与此同时，政府可以适当地采取政策，以支持个人和企业帮助员工在生病后重返工作岗位，这样能够减少失业的发生。

（3）健康欠佳是失业者和无业者无法工作的主要障碍。已有证据清楚地显示，申请丧失工作能力福利的个人普遍认为他们身体或心理健康状况不佳或残疾限制了他们去工作。需要将就业和健康干预措施结合在一起，为个人提供支持，使其有能力选择想要从事的工作。

工作组还发现并不是所有的工作都是好的，失业、差的工作和工作中的贫困都对健康有害，引起如下的健康后果：

- 更高的死亡率；

- 整体健康状况差；

- 长期疾病；

- 精神健康差、各种心理问题；

- 使用更多的医疗服务。

另外，好的工作和雇用关系是健康和幸福感的重要来源，这包括：

- 雇用通常是获取足够的经济资源的最重要手段，这些资源对于获取幸福感和参与社会生活至关重要。这个益处不仅限于个人，整个家庭都将受益；

- 工作在雇用是基本准则的社会中满足了一项重要的精神社会需求；

- 工作在确定个人身份、社会角色和社会地位上居于中心地位；

- 雇用和社会经济地位是造成不同人群物理健康状态和精神健康状态不同的主要驱动因素。

工作组认为，如果城市想要实现经济增长，企业需要更多受过良好教育、有经验、健康的员工来提高生产力、效率和进行创新。核心城市需要和企业一起努力，让市民能够就业，并在薪酬更高和更让人具满足感的岗位就业。要实现这个目标，需要对教育和培训有更大的投入，以确保雇员具有地方经济所需要的技能。与此同时，为新失业的市民提供支持，让他们尽快再就业从而避免技能丧失非常重要。

工作组提出，建设健康的工作环境和可持续的经济增长和健康是相互作用的，健康和安全与企业的成功以及组织的表现是互补的。核心城市政府应该身体力行，并提醒与其打交道的组织这一点。员工的健康能够显著地降低用工成本。核心城市在实现可持续的经济增长过程中对气候变化和绿色发展的关注也将产生正面的健康影响。

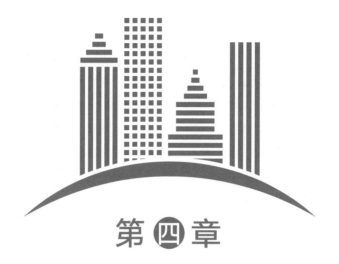

第四章

健康城市建设重点关注方向

　　在绪论对我国健康城市建设的现状分析中指出，当前的建设中还存在一些薄弱环节，各级政府需要在增强跨部门合作、公私合营、健康城市规划、鼓励公众参与、加强监测和评估，以及促进健康城市建设理论和技术的研究和创新等方面给予重点关注，以提升健康城市建设的成效。

第一节　跨部门合作

健康城市建设的根基在于精准有效的政府治理，要通过制定法律、法规来增强城市中的健康，保证引导健康城市建设的方向，同时，通过政策激励来建立一个强大、有效率、同时运行流畅的健康系统，为优先的健康需求提供保障。在城市层面，要通过跨部门和跨城市的横向协调来精准政策和治理方案。健康城市建设应从住房、环境、教育和服务等多个方面来提出相应的政策。"将健康融入所有政策"是进行健康管理的基础，这在《"健康中国2030"规划纲要》中得到了确认。但从当前的健康城市建设实践来看，要实现跨部门合作，"将健康融入所有政策"仍然存在重重困难。

要实现跨部门的横向协调，城市需要在以下方向上采取行动（图4.1）。

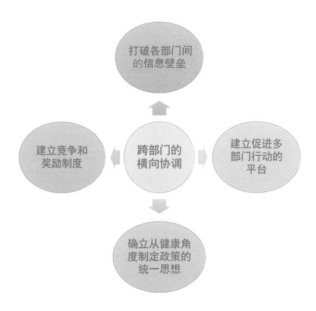

图4.1　跨部门横向协调的主要方面

1. 打破各政府部门之间信息共享的壁垒

在建立严格保密和隐私保护制度的基础上，实现与健康城市建设相关的各部门之间跨部门、跨层级的城市环境、社会经济和医疗卫生信息的互通互联，确保信息的及时更新，建立健康城市专题信息中心，作为监测和分析城市健康状况的主体单位。

2. 在体制上做出变革，以促进跨部门合作

建立能够促进政府非健康部门和健康服务机构、研究人员等进行合作的平台，保障能够实现有效的多部门行动，例如，在市政府下设健康城市办公室。

3. 建立起确保跨部门长期合作可持续性的正式机制

所有的政策，在制定的早期都需要从广泛的、健康的角度来进行考虑，即进行健康影响评估。

4. 为跨部门合作提供奖励

建立良好的竞争和奖励制度，激励各级工作人员主动寻求跨部门的合作。非卫生部门需要被动员起来，为解决健康问题做出贡献，奖励在健康城市建设方面取得的成就，并可将其列为晋升的测评指标之一。

跨部门合作往往是解决单个部门难以解决的问题的必经之路。苏州市在健康城市建设中实行的多部门合作方式可以为其他城市提供一些有益参考。

 苏州市健康城市建设中的跨部门合作

苏州市在健康城市建设中发展了"主动健康工作"模式，整合党委政府、相关部门、卫生行业和市民百姓等四个方面的力量来推动苏州市健康城市建设。苏州市在健康城市组织架构上的设计为推动各部门之间的合作提供了保障。

苏州市在2003年成立了苏州市建设健康城市领导小组，市长任组长，市委副书记、副市长任副组长，成员由34个部门主要领导组成，领导小组下设办公室，挂靠在卫生局，由市政府副秘书长兼任办公室主任。同时，苏州市建设了"条块结合，以块为主"的工作网络。"条"包括各部门成员单位，"块"指各区县。各区县也参照市政府成立健康城市领导小组。苏州市还成立了六个专业委员会，包括健康宣传、健康社会、健康环境、健康人群、健康服务和督察委员会，分别由宣传部等对应部门的分管领导任主任，其他成员单位

根据工作职责和任务编入相应委员会。这套组织制度起到了动员苏州市各政府部门参与到健康城市建设中的作用。苏州市的健康城市建设起步迅速，各项行动落实快，建设成效明显。2008年，苏州市获得世界卫生组织授予的"杰出健康城市奖"。

在随后的建设中，苏州市基本上维持了这套组织制度，以作为主动健康模式的支撑。通过健康城市领导小组各专业委员会的作用，健康相关部门，如规划、生态环境、市场监管、水利、城市管理、医保、交通、公安等各部门主动履行健康促进职责，为苏州市健康城市建设提供了强大的合力。例如，为解决受伤和意外伤害导致伤残和死亡的城市健康问题，各部门主动开展道路交通安全项目，降低道路交通伤害。该项目于2012年荣获世界卫生组织颁发的健康城市最佳实践奖。

苏州市还在健康村镇的建设过程中，通过授予健康村镇称号、纳入绩效考核、对获得称号的村镇发放奖励的形式，激励各村镇开展健康村镇的建设。

第二节　公私合营

健康城市的建设离不开公共部门和私营部门的共同协作，在资金方面尤其如此。事实上，公共基金的需求永远大于供给，特别是在城市建设发面。因此，对于出现基金短缺的政府而言，公私合营（Public－Private Partnership, PPP）就显得格外重要。公私合营是一种介于全政府资助和全私有化之间，并涉及公共、私人甚至非营利机构参与的项目模式。公私合营既可以在项目运作的过程中保证其公有性，又可以解决资金方面的困难，实现政府部门和私营部门的双赢。目前，这种运营方式已被各国各级地方政府广泛使用，在城市建设中形成了一股较为重要的推动力量。

在传统的城市建设项目里，政府机构完全承担项目的资金，而私营企业仅负责外包项目的建设部分，以及部分的运营和维护。相比之下，在公私合营模式之下，私营企业不但提供部分的项目资金，还在项目完善之后承担更多的运营和维护责任。同时，部分的利润将会根据私营企业在项目建设、运营和维护上的投入进行划分。与传统的建设模式相比，公私合营模式下的利润分配使得私营企业不仅仅承担着外包项目建设的任务，还随之连带着承担一部分项目建设的风险，但同时，企业的预付成本也会得到更多、更丰厚的回报。在这种模式下，政府在公私合营项目里的成本远低于全政府资助的项目，因此，现在的众多道路、机场、医疗、教育以及各种公共设施或服务的建设与改善，都是基于这种融资模式。2017年，中国在PPP模式下的投资总金额排了全球首位，在73个项目上，共获得了174亿元的私营部门注资。

要实现公私合营项目的良好运营，政府部门需要在以下方向上采取行动。

1. 选择高水平的私营伙伴，制定具有明确执行措施的合同

一个良好的公私合营计划能对社会带来许多经济效益，但其中也存在的一定的困难。一个有效的公私合营项目必须在私营企业营利最大的同时，确保公众利益。因此，对建设质量的评估，对执行措施具有明确指示的合同制定，以及对高水平操作和运营标准的私营合作伙伴的选择，则显得极为重要。

2. 设定项目质量评估机制和完成时间要求

城市建设工作事关民生，私营企业需承担项目延误的所有责任，效率和完成时间需要更严格的要求，以保证项目能及时完成。

3. 尽量将项目的成本和风险分散到一个较长的时间段内

此外，在公私合营模式中，政府应当将项目的成本和风险分散到一个较长的时间段内，并基于风险分担、简约预算的原则，对其他的公共设施作出所需的维护和改进，这样才能在项目运维结束后达到最大化的收效。

4. 提前、全面地预估项目风险及因意外导致的额外开支

虽然公私合营能带来许多经济和社会效益，但这种合作模式也可能会使政府丧失部分的项目控制权，并不得不承担合同中没有提及的风险。这种控制权的丧失和合同的非竞争性条款，可能会使得未来项目的修建过程进展不利，甚至可能会产生招标时所难以预料的额外开支。这是在将公私合营模式运用到健康城市建设过程中时，所不得不考虑的因素。而这种连带的风险恰恰是政府部门最为厌弃的，由于可能产生的额外开支往往不在政府的常规预算之内而无法得到解决。

5. 由具有影响力的政府官员出面监督项目

在使用公私合营模式进行健康城市建设时，应当由具有一定影响力的政府官员出面确保项目的控制权，并尽可能地规避额外的风险。只有这样，才能实现政府和私营部门的"双赢"，并推动健康城市的建设。

健康城市建设是城市建设和发展过程中的一部分，这种公私合营模式在各国健康城市的建设中被广泛应用，其项目运行的成功和失败，都能为未来工作的开展提供有效经验。表4.1及表4.2列举出了在城市项目中，运用公私合营的一些案例。

表4.1　公私合营项目成功的例子

领域	地点	合营部门	具体内容	优点或困难
教育	印度，马尼帕尔	马来西亚政府 马尼帕尔集团（私人财团）	Medical Malaysian Council和National Accreditation Board共同制定保证教育的政府法规 马来西亚政府捐赠了当地的医院和保健中心并提供兼职教师和学生的经济援助 马尼帕尔大学提供学士学位，包括在马尼帕尔与马六甲进行的临床和临床前培训 马尼帕尔集团提供马尼帕尔校区的医院和医疗保健的建设、教育成分、教职工和管理	政府已制定严格的实施和监测标准 项目的明确目标是补充现有的医学院 双方同时节约成本以及消除兴建新学校的昂贵费用 提供了高质量教育的可达性
公共建设	菲律宾	World Bank Group's Global Partnership for Output Based Aid 马尼拉水务公司	一个通过补助金来协助水管安装与连接的实验计划（2.8万户）——每户通过分期付款需承担1/4的费用	实验计划效果理想而政府有意把项目扩展到全国尺度
公共建设	加拿大，安大略省多伦多市，丽晶公园酒店，（社会住宅）	多伦多社区房屋公司 丹尼尔斯公司	更新现有的支援性居所，额外建设3300个不同价格的住宅（包含300个廉价住宅）以及发展公园、街道、教育、文化和商业设施	市场压力上升对住宅价格的影响为低收入者的负担能力和买房机会增加了不确定性

续表

领域	地点	合营部门	具体内容	优点或困难
公共建设	中国，上海市	上海市水务局 友联集团 上海污水处理公司	上海竹园友联第一污水处理有限公司 百万吨级的污水处理厂对107平方千米内的2350万居民提供服务	该项目能节省的经费在服务费上扣取（低于政府预测每立方米收费0.38元约40%）
公共建设	中国，安徽省，马鞍山市	马鞍山市建设委员会 北京首都集团 马鞍山市供水公司	一家合资企业的水供应厂为马鞍山市建设委员会提供纯净水 通过建立马鞍山北京首都水务有限公司合资公司合作性质已扩展到全市的污水处理厂以及负责它们的运营、维护和投资项目	受每年度马鞍山市建设委员会和马鞍山北京首都水务有限公司董事会共顶的具体目标的评估与监管 从2002年以在符合所有指标下增加了管道距离、供水量和优质服务
公共建设	中国，北京市	北京市政府 港铁（地铁） 北京首都集团（国有） 北京基础设施投资有限公司（国有）	北京地铁四号线建设工程（70%成本）由市政府承担 运行费用（30%成本）由私人合作伙伴承担（港铁49%，北京首都集团（国有）49%和北京基础设施投资有限公司（国有）2%） 路线由私人合作伙伴运行到2039后转回北京市政府	北京基础设施投资有限公司（国有）提供票价补贴以及保证投资者获得预计收入水平的70% 但投资者的收入水平没有上限 因北京地铁四号线常超过预测的10%，该项目收到投资者的收入过高的批评

表4.2 公私合营项目存在问题的例子

领域	地点	合营部门	具体内容	遇到的困难
公共建设	以色列，特拉维夫市	特拉维夫市政府	伊扎克—拉宾跨以色列公路6号 通过特别摄像机扫描车牌付费技术建设长度186mile的全自动高速公路 减少现有道路的拥堵、污染、交通事故以及增强军事聚集能力	项目成功落成，但实践过程非议众多 对道路的建设产生多方面的议论。例如：道路收费的公平性、预测不准确便有误导公众的意向以及缺乏透明度和利益相关者的参与
公共建设	南非，夸祖鲁-纳塔尔省，伊伦贝区市	Suez Corporation in venture with Siza Water Company（SWC） Borough of Dolphin Coast（BODC）	在南非南部现有设备不完善，但具有高增长潜质的地区加建水和废水处理设备以及进行管理	公司面临财务困难，在可行性研究中信息不足，缺乏市政局监管与社区咨询 在发生突然中断服务以及污水溢出时，居民没收到公司任何回应，导致居民对合作伙伴提供优质供水服务的能力非常不信任
教育	巴基斯坦，旁遮普省	旁遮普省内低收费的私立学校 亚洲开发银行 世界银行 国际发展部	由世界银行以及其他捐助机构资助建立教育基金 在缺乏高质量公立学校地区，给当地学生提供四个补贴方案： 1. 为现有低收费私立学校提供学费代用券 2. 在现有的低收费私立学校提供学生津贴 3. 资助在农村或服务短缺地区建立新学校 4. 把现有的公立学校管理权转给私营企业或公民社会组织	学校能得到的资金是基于学生的表现，这使得学校较少接收贫困、边缘化或残疾学生 节省成本策略导致：设施不足；在职老师不足；受到的培训和支持非常有限；教材和课程合适性也备受质疑

第三节　健康城市规划设计

健康环境是我国健康城市建设的重点方向，但在当前城市环境的建设中，很少在城市规划和设计过程中纳入健康的考量。而大量的证据表明，在城市规划和设计方面造成的城市环境先天不足，是很多城市健康问题的根源。各地需要采取有针对性的规划和设计，创造有利于健康的环境。

具体而言，在城市规划和设计的如下方面可以加入促进健康的内容。

1. 在城市规划设计体系中要求体现对健康的考虑

与健康城市建设相适应的规划设计应将健康考量纳入规划设计全周期中，并以长期的视角做出相应的目标要求。

（1）健康城市规划和健康影响评估必须成为城市规划的基本要素。根据《"健康中国2030"规划纲要》的要求，应当设立健康城市和村镇规划的指标体系和地方标准。

（2）在城市和村镇的规划任务书中，要将健康城市规划的专篇纳入城市和村镇总体规划编制内容，经过实地调查和资料收集，提出规划目标和总体方案。

（3）城市土地利用规划和控制性详细规划，需体现健康城市规划指标体系的各项要求。在城市新建项目和改造地块的规划设计条件中，设置健康城市规划的具体指标，以指导城市修建性详细规划、场地设计、建筑设计和景观环境设计，并作为工程项目获得规划许可的法律依据。

2. 规划设计更加健康可持续的城市

健康城市规划和设计应致力于推进减少人类健康风险、方便体育锻炼以及对健康和环境影响的明确评价。

（1）总体的规划和城市设计应朝着建立一个紧凑型城市的目标进行，提升交通运输能力和效率，鼓励骑行和步行。

（2）优化城市的功能布局和土地利用，在不同的地区提供较为均等的工作机会，使人们能够居住在更加靠近工作地点和日常所需服务设施的地方。

（3）通过多种形式的利益相关者的参与，明确绿色公共空间服务对象的核心需求，进行相应的空间设计，承载对应的功能，尽量具有高质量的物理可达性，提升城市绿色空间对居民的健康改善潜能。

（4）普遍地提升可达性，增加信息指引，通过完善无障碍设施等方式，为残疾人、老年人等弱势群体提供安全、包容和无障碍的公共空间环境，更好地通过使用公共空间获得精神和社会健康方面的提升。

（5）城市规划和设计应有助于提高城市对突发公共卫生事件的应变能力，包括加强应急预警、响应、缓解和恢复能力。

3. 设计建造绿色健康的城市建筑

市民每天绝大多数的时间在室内度过，工作场所久坐和在室内空间长时间接触电子产品，容易引起肥胖、腰颈椎疾病等多种慢性疾病。建筑设计要通过主动的建筑设计策略来将不同类别的室内锻炼引入建筑之中。具体操作如下。

（1）通过设计有吸引力的楼梯来引导建筑使用者多爬楼梯，注重标识系统的设计，鼓励和吸引居民使用楼梯。

（2）将不同功能的空间进行合理布局，鼓励使用者从工作空间步行到餐厅、茶水间等公共空间；增加屋顶花园等活动和交往的空间；大型建筑可以增加室内行走锻炼路线，设置自然采光和卫生间等空间。

（3）在办公空间或住宅增设健身房等锻炼和活动空间，相关空间要注重设施的完备性，并提供良好的户外景观视野。

（4）优化建筑的外立面，尽量使建筑的一、二层空间及户外界面连续且充满内容和细节，吸引户外行人的步行。合理增设门廊雨棚等，优化建筑周围的步行体验。

4. 加强评估

政策制定者和城市规划者一起合作，制定不同层级的健康环境，包括健康社区、健康单位、健康学校等健康细胞工程建设的规范和评价标准，定期开展第三方评估。

温哥华市在无障碍城市建设中，根据残疾人士咨询委员会收集的意见和建议，在城市建筑、街道、公园的设计上提出了系列要求，持续地提高残疾人的生活便利度，可以为将健康纳入规划设计提供参考案例。

温哥华市无障碍城市建设

无障碍城市建设是温哥华市实现平等、多元和包容等目标的重要行动领域。温哥华市的无障碍城市建设由残疾人士咨询委员会指导。委员会有4个分委员会，包括无障碍城市、居住、社会融入和交通。该委员会通过向议会和负责人员提供建议，提升残疾人参与城市服务和文化生活的可行性和包容性。委员会的主要职责包括以下内容。

（1）向城市议会和相关人士建言，如需要一起关注的问题及需要城市采取行动的事项等。

（2）和残疾人群体及大众就相关项目和感兴趣的问题交换信息。

（3）参与残疾人群的拓展服务，传播信息和鼓励参与。

（4）和能够影响残疾人活动的其他城市部门、机构和理事会合作。

（5）通过和政府雇员协同工作，来确保城市活动对于残疾人是无障碍可达的。

委员会每年会面6次。在每年的4月前编制完成含具体目标的年度工作计划，并每年向议会提交年度成果，包括在每个目标上取得的进展和委员会关注并采取了行动的问题。

温哥华市遵循的无障碍城市建设宗旨：城市重视多元社区群体中的所有成员，努力满足所有人的需求，不管他们的能力如何。温哥华市承诺，移除那些阻挡某些市民深度享受温哥华市的障碍。具体措施包括增加人行道上的斜坡，在十字路口增设听觉信号，提升公共交通和停车空间的无障碍程度和数量，以及增设无障碍公园和休闲项目等。

针对建筑，入口布局、门道宽度、门把手和灯光设施等采用无障碍设计。例如，老建筑的入口常常有两到三级台阶，通过增设一段坡度小于10%的短坡道或提升人行道的高度来替代台阶，使入口无障碍。门把手使用符合北美无障碍标准的杠杆操纵门把手，可以只用一只手来操控，而且对握力要求低，不需要手腕旋转。在街道的设计上，提出了无障碍街道设计手册，作为城市街道和人行道无障碍设计的标准指南。

针对社区街道，温哥华市通过增加缘石坡道来提升不同程度的残疾人的可通行性。迄今为止，已经有超过95％的人行道路缘安装了坡道。每个人都可以很方便地在市政府网站上提出城市中特定地点的缘石坡道安装请求。温哥华市政工程师会对相关请求划分优先级，优先考虑的环境包括积水区、主干道、公交线路、学校、社区中心和购物中心等。

　　针对公共交通，温哥华市通过建设无障碍交通系统来满足所有居民需求，便于他们深入参与城市生活。温哥华市轻轨系统是加拿大采用的第一个完全无障碍策略交通中心。当前，所有的传统巴士、社区班车、天空列车、加拿大专线汽车、海上巴士和西海岸特快列车等都已实现百分百无障碍搭乘。无障碍交通不仅是运输工具的无障碍，温哥华市还努力保障具有行动障碍的市民能够无障碍地到达公交站点来使用公交服务。温哥华市将所有的交通等候和上、下客区域进行了提升，保证无障碍交通工具的运行。在公共区域，通过清晰的无阻碍人行道、流畅平缓的表面、路缘坡道和听觉信号等来实现无障碍化。在施工区和特殊活动举办区，保证往返公共交通站点的无障碍通道。当前，温哥华市80％的交通站点实现了无障碍化，且交通公司还提供残疾人的巴士上门接送服务。

　　针对私人交通，温哥华市推行了无障碍停车。市政府设置了专属的残疾人停车区域以及残疾人停车收费点。持有效认证的车辆可以使用残疾人停车服务。可以在网上轻松找到相关的停车场分布信息。

　　温哥华市无障碍城市建设的规划设计在总体上实现了平等、多元和包容等目标，致力于推进减少人类健康风险、方便体育锻炼，提升了交通运输环节中的使用体验，通过对公众的信息调查、意见交换、传播宣传等多种形式的利益相关者的参与，明确绿色公共空间服务对象的核心需求，普遍地提升了可达性，增加了信息指引，完善了无障碍设施，为残疾人、老年人等弱势群体提供安全、包容和无障碍的公共空间环境，更好地通过使用公共空间来获得精神和社会健康方面的提升。

第四节　公众参与

健康是在当地范围的日常生活场景中，即在所有人的生活、工作、学习、玩耍等的社区、邻里中创造的。实现更为广泛和均等的健康离不开本地的领导力和公众的参与。公众参与既要充分利用社会资源，包括相关资本、机构和职业者的技能，通过其他引导与培训，让他们更好地参与到健康城市建设之中，又要了解普通人的想法，同时开发他们的不同角色，让他们更好地身兼健康城市使用者与健康者的双重角色。虽然国内城市在爱国卫生运动开展70年来，积累了在卫生管理工作中动员群众的丰富经验，但是健康城市涉及的范围还包括城市环境的建设、社会问题的解决，这已经远远超出了卫生管理的范畴，各地政府急需发展将公众纳入健康城市建设的决策、实施和评估的全过程的创新方法。

1. 在社区层面上加强公众的参与

由于社区是离城市规划和政策制定最近的地方，所以要聆听来自社区的观点、声音和要求。要激发更广泛的公众参与，改变大众被动接受信息的现状，建立起一个渠道，能让个人、非政府组织和其他社会团体发表意见，加强自下而上的方法。让公众参与制定包括土地利用和交通在内的决策。要兼顾不同的利益相关者，让他们各自选取代表参与进来，但不只是那些观点和利益与政府相契合的相关者。要去除妇女、儿童等弱势群体进行相关参与的障碍，帮助实现城市环境中不同年龄段的人的潜能。

2. 提出明确的个人和社会倡导性健康目标

市民可以通过自己的生活方式选择使用健康服务，对健康议题提出第一视角的观点，通过在社区中参与相关工作来参与健康城市的建设。健康城市项目要赋予市民在这些领域中更为积极主动参与的角色。通过普及健康知识，参与健康行动，使每个人是自己健康的第一责任人，个人应该在从改变生活方式到交通出行等各个方向上为健康城市做出相应的贡献。

3. 建立民众参与的保障机制

媒体在关注健康对政策的要求上有重要作用。要通过多种不同团体的参与，将健康相关服务传递到不同的人群中。非公益性组织可以发展强大的基于社区的照顾和健康服务网络，包括肺结核、艾滋病、精神健康和儿童发展等。非公益性组织可以为生活在城市中的移民和贫民提供基本的健康保障，可以通过志愿者向城市中的弱势群体宣传保持健康的方法，并告诉他们利用健康资源的方式。

4. 建立针对健康相关信息的完善传播系统。

市政府必须能够与居民就疫情进行有效沟通。来自政府官员、社区领导人和卫生专业人员的沟通，有助于让公众为他们需要采取的疾病预防措施做好准备。建立居民和政府之间，关于疾病传播信息之间的信任。要在社区中建立可信的信息传播者，在疫情发生前将其列为优先事项，以便在疾病暴发的紧急情况下能够依赖它们。

5. 发挥企业的积极作用

企业在健康城市建设中具有举足轻重的作用，除促进员工健康、提高产品的健康影响外，企业还可以在投资市政工程和医疗服务设施等方面发挥难以取代的作用。全国爱卫办、国家卫生健康委、工业和信息化部、生态环境部、全国总工会、共青团中央、全国妇联等七部委办在2019年10月发布了《关于推进健康企业建设的通知》，在建设健康场所、促进员工健康等方面做了详细规定。但对于企业如何通过投资来促进健康城市建设，目前尚无明确的例子可循。在健康城市建设中，由于涉及设施的公益性质，所以，公私合营（PPP）是一种重要方式。截至2020年，全国PPP在库项目总计13281项，总投资额为19.17万亿元，其中占比最高的市政工程、交通运输、生态建设和环境保护都和健康城市紧密相关。所以应进一步研究公私合营在健康城市建设中的作用，并从国内外的成功和失败案例中吸取经验教训。

上海市为促进公众参与健康城市建设，提出了居民健康自我管理小组的创新举措，在14年的建设中取得了良好的成效，可以为其他城市提供借鉴。

上海市居民健康自我管理小组

上海市在2007年，针对上海市慢性病危险因素普遍存在及慢性病上升的趋势，发起了"市民健康自我管理小组项目"。通过开展有组织、分类别、标准化的健康科普教育活动，提高上海市民慢病防控意识和健康管理技能。

项目从2007年开始时的360个小组、6427人参与，发展到2020年的3.43万个居民健康自我管理小组、60.6万个小组成员，实现了对上海市6000余个村落和居委会的100%全覆盖。上海市计划，在未来不断扩大居民健康自我管理活动的覆盖范围和受益人群，至2022年和2030年，将参与健康自我管理小组的人数分别提高到85万人和120万人。

作为一个持续开展了14年且规模不断扩大的项目，上海市居民健康自我管理小组项目以"每个人都是自己的健康第一责任人"的理念，实现了公众广泛和持续的参与。上海市居民健康自我管理小组项目的成功可以归纳为符合市民的需求、合理的组织结构。

上海市不仅是中国经济最发达的城市之一，还是第一批进入老龄化的城市。2019年年底，上海市户籍60岁及以上老年人口占总户籍人口的比例达到了35.2%。居民对于慢性病防控知识有很强的需求。由于上海市民平均受教育程度高，在21世纪初就已达到了中等发达国家水平，所以对健康知识的接受意愿和能力都较高。自我管理小组项目针对市民的健康需求提出了契合实际的目标：针对健康人群，帮助其了解自身健康状况，掌握健康知识和技能，养成健康生活方式，以达到预防疾病的目的；针对患病人群，帮助其掌握对疾病的自我管理，依靠自己解决疾病带来的各种问题，防止或减缓疾病发展。

市民健康自我管理小组通常将人数控制在15～20人，每个小组的正组长由居委会干部担任，副组长由志愿者担任。每个小组有1名指导医生或1个指导医生团队参与活动。建立小组的基本要求包括能落实固定的活动场所和有基本的软硬件配置。

自我管理小组项目具有各级政府的重视与政策支持、社区卫生服务中心的认真指导、居村委的直接管理、居民的积极参与等四个元素。各级政府通过支持小组特色活动、建立示范点、组织交流培训、进行考核评估等措施来推动项目的升展，提高参与人员的水平，对项目质量进行管理。例如，上海市爱卫办牵头编写了《上海市民健康自我管理知识手册》，并以此作为小组指定参考用书。社区卫生服务中心的参与保证了每个自我管理小组中都有专业医务人员，对于健康管理这类对专业知识要求很高的活动是非常必要的。居村委的参与为项目提供了稳定的组织管理人员和活动场所。这些元素都为项目的开展提供了组织保障。

居民的积极参与除受到政府采取的一些医疗费用上的优惠政策激励外，主要得益于以下因素：①居民可以参与小组活动的计划、实施和评估的全过程；②项目各小组成员来自同一小区，相互之间熟悉，便于活动的开展和相互支持；③成员在参加小组活动后，健康状况的改善起到了示范作用。上述因素是项目在居民中具有持久生命力的主要原因。

上海市居民健康自我管理小组还成为了社区健康促进的群众性组织和平台。项目除在慢性病上自我管理外，在膳食营养、运动健身、心理健康、中医养生保健、疾病预防与管理等领域也形成了一系列的特色做法。在此次新冠肺炎疫情防控中，自我管理小组发挥了作为群防群治有生力量的独特优势。自我管理小组积极参与的健康生活方式宣导、环境卫生管理等健康活动也是健康城市建设行动的组成部分。自我管理小组项目成为上海市公众参与健康城市建设的重要桥梁。

第五节　监测与评估

要实现健康城市建设的目标，就需要各城市针对各自的具体情况和可用资源，制定具体的短期和中期目标与计划，并采用自我评价和第三方评价相结合的方法，定期评估健康城市的进展。基于最终的目标愿景，周期性的评估健康城市建设进展是循序渐进的建设阶段的重要节点。通过对建设进展进行评估，能够显示建设进度的趋势，有助于发现周期性的变化。此外，评价的结果有助于发现建设中的问题并找到原因，提出有针对性的进一步发展措施。

建立一个能够用于衡量健康城市进展的指标系统是监测和评估的核心内容。健康城市指标用于衡量城市居民健康程度以及揭示影响健康的因素，能够提供城市之间比较的基础，有助于健康城市发展规划的制定和评价规划执行的效果。全国爱卫会组织制定的《全国健康城市评价指标体系（2018版）》包括5个一级指标、20个二级指标和42个三级指标。作为国家层面对健康城市进展进行评估的工具，该指标体系有助于各地城市衡量国家关注的主要健康指标的进展，并比较和其他城市之间的差距。但各个城市因处于不同的发展阶段，所面临的健康挑战不同，影响健康的自然和环境决定因素也不相同，所以各个城市需要在国家指标体系的基础上建立起自身的健康城市指标体系。尤其是国家健康城市评价指标体系是为进行城市级别比较而设计的，因此，用于对城市内部不同行政级别的区域之间进行比较，会存在不适用的情况。例如，集中式饮用水水源地安全保障达标率和国家卫生县城（乡镇）占比两个指标，不适用于所有市一级以下区域的健康城市建设情况评估。

在设计各市的健康城市评价指标体系时，指标的选择应当对应我国健康城市建设的五大主要内容：健康环境建设、健康社会建设、健康人群、健康服务、健康文化。指标的选择原则在国家健康城市评价指标的六个基本原则上，考虑到对城市内部健康城市建设进展进行监测和评估的需要，可以扩展为十项基本原则（表4.3）。

测算健康城市指标所需的数据应尽量以已有的数据为主，包括相关部门污染物排放、环境基础设施、疾病状况等连续监测数据。同时，对一些社会经济、人文等指标可采用社会调查、大数据分析等方式获得。各个城市需建立起监测网络，及时而准确

表4.3　健康城市指标选择应遵循的十项原则

原则	说明
1. 基于理论	基于循证的城市环境与健康关系的理论框架
2. 可行动性	被衡量的实体能够采取干预措施来影响该指标
3. 敏感性	指标对采取的干预措施是敏感的
4. 易于理解	公众和决策者能够理解该指标
5. 明晰性	指标数值的大小改变会引起相应的正面或负面的健康影响，不会出现混淆
6. 可比性	指标可用于跨区域的比较
7. 尺度可扩展性	指标在不同的地理单元尺度上都可以被测度
8. 及时性	指标计算所需数据能够被定期及时更新
9. 可靠性	指标所需数据的获取方法可靠
10. 正确性	指标和健康之间的关系已经被证实

地获取在城市内部多个空间尺度上，居民健康和健康的自然与社会决定因素的信息，这是一切监测和评估的基础。

世界卫生组织神户研究中心于2014年发布了《城市健康指数：计算和应用手册》，手册中提出了城市健康指数从指标选择到计算和可视化的完整方法，其基于小面积区域的统计数据构建综合指数的思想，适用于城市内部健康城市发展状况的评估。该方法可以和《全国健康城市评价指标体系（2018版）》结合使用，实现在城市内部单元健康城市建设的监测和评估。

 世界卫生组织城市健康指数构建方法

构建城市健康指数的三个原则：①从局地小面积的数据得出整体的健康水平指数；②建立基于健康指数的健康差距指数；③空间显示差异化制图，提供对差异的位置和程度的直观视觉显示。其中第一个原则对应了表4.4中健康城市指标选择的十项基本原则的第7项，而后两项原则可以用于健康城市监测和评价结果的分析和展示。

具体而言，执行第一项原则需要考虑所选择的指标具有以下特点。

（1）能够在小的地理范围上获得数据，如网格尺度或社区尺度。

（2）合并不同指标的过程简单，不涉及繁复的技术操作。

（3）能够明确区分健康结果、健康决定因素和健康不均等性。

（4）能够灵活地在城市各个区域间、城市与城市间，甚至在全球相互比较。

具体的分析过程包括如下内容。

（1）指标的选取。参照如上原则。

（2）数据获取。获取相关人口基础数据、地理空间分布数据。划分的地理空间相关的行政区划要求能涵盖所有指标。

（3）指数计算。包括：指标的标准化，即对于任一指标的实际值，都经过标准化转换成一个无量纲的比例值；综合指数计算，使用几何平均数将各指标的值组合为一个健康指数。《全国健康城市评价指标体系（2018版）》建议了综合指数的计算方法，主要是采用专家权重与熵权重相结合、主客观相结合的方法确定每个指标权重。通过数理统计方法，计算出一个既可以横向和纵向比较的数值，也可以应用该方法来计算综合指数。

（4）评价各评价单元之间的差异。如采用极端值的比率（如前10%的均值与后10%的均值之比）等变量，计算评价单元之间的差距。

（5）空间显示。用地理信息系统制图显示各指标、综合指数在空间上的分布，并用图表的形式显示差距的数值和函数分布。

第六节　研究与创新

科学研究和创新在健康城市建设过程中必不可少。提升健康和防止疾病需要跨学科和跨部门的行动，这些行动需要持续寻求新观点和新方法。健康城市项目的成功取决于在城市快速发展的背景下，提出创新的健康挑战解决方案的能力和速度。考虑到城市人口的相对规模和社会经济变化的速度，我国城市面临健康挑战的程度远远大于欧洲和北美。在这样的背景下，健康城市方法的成功应用需要新的思路和创新方法。

目前，在健康城市建设中提及的技术创新主要集中在医疗和健康服务方面，包括：医疗技术上的创新，如远程医疗技术、基于混合现实技术的协助医疗体系等；健康服务上的创新，如应用人工智能和大数据进行健康管理，基于移动端的居民个人健康管理平台等。这些技术创新主要是基于信息科技领域的发展，以及对新技术的应用。除此之外，我国健康城市的建设还需要发展新的理论和技术，尤其是需要发展适合我国国情的健康城市建设方法体系、健康城市政策和行动影响的定量化预测模型，以及融合现代科技的监测方法。各级政府需要对以上方向予以关注，通过支持健康城市的教育和研究来促进相关理论和技术上的突破，为健康城市的可持续发展奠定基础。

1. 我国的健康城市建设方法体系

发展爱国卫生运动与健康城市建设相衔接的方法；符合我国政府运作机制的健康影响评估方法；突破城市各部门条块分割和权力壁垒，促进跨部门合作的方法；在坚持政府的主导作用下，社会组织和公众参与健康城市建设的方法；创新的健康知识传播和居民健康素养提高方法；等等。

2. 健康影响定量化预测

认识影响城市居民健康的潜在机制和因果关系；选择合适的健康影响模型，综合包括人口、社会经济、环境、政治条件、城市尺度上的个体环境暴露和生理指标、环境因素对城市人口发病率和死亡率的影响，以及全球范围内人口迁移网络的疾病传播风险，定量预测决策和管理措施将会带来的健康影响和结果。

3. 监测方法体系

建立基于卫星遥感、社会大数据的多时空尺度健康城市环境影响因素监测方法体系；建立基于社会大数据、健康大数据和居民个体行为大数据的多时空尺度城市居民健康状况监测体系。

4. 研究和教育

健康城市的创新需要加大对科技研发的投入，与大学、研究机构和私营部门建立合作关系，以加强在这些领域的研究。同时，鼓励创新知识的扩散和引用，加大对创新的奖励和认可。在教育上要加强对交叉人才的培养，培养具有城市管理、公共卫生、社会工作知识的复合型人才。

5. 交流与合作

我国城市应积极加入健康城市的全球网络之中，加强交流与合作，学习不同国家和地区的城市的先进经验和技术，提升健康城市治理的质量。我国健康城市可以与国际网络中的城市，在健康城市建设过程中，如何实现政治承诺、优化机构设置和提升创新等进行经验总结与分享，相互促进健康城市建设。

需要明确的是，创新并不局限于科技上的创新，更为重要的是管理理念和方法上的创新，一个简单的创新性解决方案往往能解决一个健康城市建设中的棘手问题。中国台湾台北市北投区在健康城市建设中推行社区合作，以解决在健康社区建设中缺乏经验和资源的问题，该做法可以为其他城市的健康城市建设提供一些参考。

台北市北投区健康城市建设中的社区组织合作模式

社区参与和社区行动能力的提升是健康城市建设的重要基础。台北市等城市在推动社区建设中遇到了一些困难，诸如：政策稳定性欠佳、人员培养不稳定、资源不足和对专家产生了信任危机等。台北市北投区创新式地发展了社区组织区域性合作模式，以社区跨部门合作的方式，促进相关人员的长期参与、互信互助和交流学习，取得了良好的成绩。

北投区有44个社区发展协会，在发展中遇到了新社区组织普遍缺乏议题、缺人、缺资源的问题，缺乏稳定成长的动能。在2004年，北投区成立了台北市北投社区发展协会理事长联谊会，成员限定为现任和卸任理事长。联谊会发挥交流平台和在地培力互助会的功能，面向的社区发展方向包括社区健康营造、社区弱势群体照顾、老年人送餐、共同购买、地方文史、环境改造、绿化美化、步道导览和社区巡守等。

联谊会采取松散的组织结构，以定期的论坛和不定期的工作坊维持运作。活动专题包括：社区自我诊断课程、营造社区愿景与产业调查、社区培训工作坊、资深社区伙伴协助新进社区分析社区条件、特性与资源挖掘的社区营造议题，以及推动各项议题的入门秘诀等。主要开展的活动包括以下内容。

（1）定期举办走动学习活动和公共论坛，走访公共机构和进行社区调查，讨论重大议题。

（2）设立陪伴家族，形成紧密的社区家族网络，由资深社区来带动新进社区。

（3）针对当地公共议题举办工作坊。

其中的陪伴家族制度由发展比较成熟的社区牵头成立。这些资深社区在组织运作以及资源、资讯的掌握上都有丰富的经验，各具发展特色，已经做出获得肯定的成绩。北投成立了四个陪伴家族，每个家族分别有一到两个关注的主题，如：推动绿化美化、推动社区治安、以环保生态为发展主轴、文化与旅游等。各陪伴家族成立之后均举办了社区诊断及社区愿景和产业调查，以促进经验交流，帮助新社区找到适合的切入点。同时，北投区从2007年开始推动社区产业、社福关怀和健康城市，并以此作为社区营造的共同主题。北投社区团体组织在推动健康城市建设中积极参与，在提出计划、组织和行动中都发挥了积极作用，获得了一系列的奖项。

北投社区组织合作模式的优点在于：陪伴者针对社区问题和需求，以陪伴、增能工作坊的形式，强调行动学习、专业支援和行政支援，把成就、能力、资源都留在社区，促进社区自立自强；能够让每个参与社区的人，对认同的议题主动提供资源投入，带来更大的成就；政府在这一行动中主要扮演陪伴的角色，提供场所、资金和知识上的支持，协助社区自主推动长期合作。该模式在强化社区协作网络、培育社区人才、增进社区实务推动能力上显示了其功能。

台北市北投区的社区组织合作模式，在面对健康城市建设社区推动过程中的一些困难时，形成了一种可借鉴的模式创新。这种模式上的创新能为健康城市的建设过程注入活力。社区是城市的基础单元，在健康城市建设中起着关键作用。健康社区建设是健康细胞工程的重要组成。我国的其他城市可以吸取台北市北投区社区组织合作模式的经验，推动社区之间的合作互助，以先进带动后进，共同提高社区的建设能力。

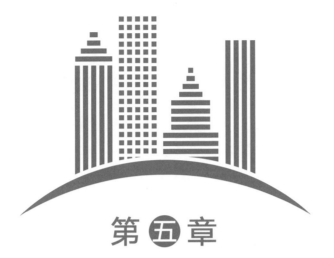

第五章

健康城市建设优秀案例

第一节 上海市

上海市是我国经济最发达的地区，常住人口2487万。上海市是我国最早开始健康城市建设的城市之一。早在2003年，上海市就已经意识到不能把GDP看作城市发展的唯一指标，认为一个现代化城市必须是个全面发展的城市。时任上海市市长韩正提出："建设健康城市正是完善城市卫生公共体系、提升城市文明程度的重要载体，对于推进上海全面发展和经济、社会、环境协调发展具有重要意义。"从2003年开始，上海市开始制定和实施周期为三年的健康城市建设行动计划，迄今已经历五轮建设行动，最新的一期为《上海市建设健康城市三年行动计划（2018—2020年）》。自2019年起，上海市开始执行《健康上海行动（2019—2030年）》，健康城市、健康镇村建设作为其中的一个部分。上海市在18年的健康城市专项建设中取得了良好的成绩，已经建立起了可持续的工作推进机制，城市的各项健康指标持续向好的方向发展。2019年年底上海市人均期望寿命达到83.67岁，居于世界领先水平。

1. 总体目标

上海健康城市建设的总体目标主要围绕建立健康城市的机制和社会支持系统，以及健康城市建设的六大行动领域来设定。其中健康环境、健康社会和健康人群等三大行动领域的建设工作包含在整个六期的行动计划中，具有很强的持续性（表5.1）。同时，各个时期的总体目标又依据上海城市建设发展的不同阶段和需求进行调整，各有侧重。

表5.1 历届《上海市建设健康城市三年行动计划》中的总体目标

行动计划周期	总体目标
2003—2005年	显著提高本市生态环境、市容环境和居住环境质量，进一步提升市民综合素质和城市文明程度。到2005年，努力使上海市各项生态环境指标和总体环境质量处于全国大城市先进水平，进一步提高市民的身体健康水平
2006—2008年	进一步健全促进全民健康的社会支持系统，到2008年，基本建立能够有效激励全社会参与健康城市建设的可持续行动机制。市民健康素质、环境健康水准、社会健康评价提升到一个更高水平
2009—2011年	继续完善建设健康城市的政策环境、公众参与机制和全民健康的社会支持系统；进一步控制影响人群健康的各类环境因素；全面提高市民健康素养、倡导健康生活方式，不断提升城市综合竞争力，促进人与环境和谐友好相处

续表

行动计划周期	总体目标
2012—2014年	继续完善与社会经济发展相适应的"政府主导、部门合作、社会动员、市民参与"的健康促进工作机制和体系，进一步推广全民健康生活方式，逐步提高全民健康素养和环境健康水平，促进人与环境、社会的和谐可持续发展
2015—2017年	进一步提升健康城市建设的社会动员和支持能力。积极整合健康教育与健康促进资源，探索拓展健康传播的渠道和方法，提高健康促进支持性环境建设的水准和覆盖面，加大全民健康生活方式推广和全民健康素养促进行动力度，引导市民掌握更多的健康自我管理技能。努力提高全人群的健康行为形成率，切实促进整个城市人群健康与环境健康协调发展
2018—2020年	推动将健康融入所有政策，进一步提升健康城市建设的社会动员和支持能力。到2020年，保障和促进健康的公共政策更加健全，健康环境更加优化，健康社会更加和谐，健康服务更加完善，健康人群更加壮大，健康文化更加丰富，促进健康城市建设各要素协调发展

注：为保持对应，表中2015—2017年摘录的是计划中的指导思想，该期计划的总体目标仅包括细化的具体目标。

2. 行动纲领

上海市健康城市的行动纲领，包括指导思想和行动原则，虽然在进行周期性的调整，但总体上具有很高的连续性（表5.2）。其指导思想往往会结合上海市城市发展建设的需求，如世博会、亚洲医学中心城市等，以及国家卫生政策，如爱国卫生运动、医药卫生体制改革等，和健康中国战略等进行调整。这种将健康城市的建设和地方发展需求、国家相关政策相结合的方式，有利于健康城市建设获得政策上的支持，增加建设的可持续性。在行动原则上，上海市一直强调的核心原则包括跨政府部门合作，公众和社会的积极参与，以及以重点工作来带动整体的推进等，这些都是健康城市建设的主要方法。

表5.2 历届《上海市建设健康城市三年行动计划》中的指导思想和行动原则

行动计划周期	指导思想	行动原则
2003—2005年	抓住举办世博会、大力培育城市精神的机遇，把建设健康城市作为新时期本市爱国卫生运动的主题	坚持双向推进，条块结合；坚持贴近社区，市民参与；坚持宣传倡导，法治监督
2006—2008年	以增强城市国际竞争力为发展主线，以满足人民群众健康需求为根本出发点	以人为本，和谐发展；政府引导，社会参与；整体推进，重点突破

续表

行动计划周期	指导思想	行动原则
2009—2011年	以增强城市综合竞争力为主线，以满足市民健康需求为出发点	以人为本，注重参与； 服务世博，融入全局； 纵横协作，立体推进； 聚焦重点，拓展内涵
2012—2014年	从生活方式入手，干预影响人群健康的危害因素，是当前和今后本市建设健康城市行动的重要任务，这也符合本市深入推进医药卫生体制改革的根本要求	政府主导，部门合作，全民参与； 以人为本，健康至上，和谐发展； 聚焦重点，服务大局，整体推进
2015—2017年	进一步提升健康城市建设的社会动员和支持能力。积极整合健康教育与健康促进资源，探索拓展健康传播的渠道和方法，提高健康促进支持性环境建设的水准和覆盖面，加大全民健康生活方式推广和全民健康素养促进行动力度，引导市民掌握更多的健康自我管理技能。努力提高全人群的健康行为形成率，切实促进整个城市人群健康与环境健康协调发展	未列举
2018—2020年	全面落实健康中国战略，对标亚洲医学中心城市建设要求	坚持以人为本，健康优先； 坚持政府主导，共建共享； 坚持城乡统筹，典型示范； 坚持问题导向，创新发展

3. 行动领域

上海市的健康城市建设内容包括两个主要部分：一是健康城市体制和支撑体系的建设；二是在国家健康城市指导意见中包括的，除健康产业外的五大行动领域的建设工作（表5.3）。

上海市的健康城市行动领域和重点行动的变化很好地诠释了"健康城市建设永远在路上"的精神。在城市不同的发展时期，影响城市居民健康的自然和社会环境是不同的。例如，在上海市建设的早期，空气污染和水污染是影响上海市民健康的重要危险因素，因此，需要有针对性地采取行动。但在十多年的环境治理之后，严重的污染问题得到了缓解，而生活方式和医疗均等性等影响健康的作用逐渐突出，因此，需要侧重于这些方面。上海市的经验再次显示了分阶段、因地制宜、服务于当地居民福祉，和有地方政府全力支持的健康城市建设行动，更可能获得成功。

4. 创新特色

上海市的健康城市建设具有一个鲜明的特色：注重采用实用性强的方式来促进公众参与。上海市在第一轮行动计划（2003—2005年）中就明确提出："建设健康城市的重心在基层、在社区，要广泛动员社会各界和广大市民积极参与；要把政府组织化为群众自觉，使广大市民既成为受益主体，也成为行动主体。"健康城市运动本质上是一个社会运动，它的目的是动员全社会共同努力来改善城市健康。群众广泛参与对于健康城市建设要获得良好结果来说必不可少。上海市从一开始就将广泛动员公众参与建设、促进公民自我健康管理放在中心位置。在建设中，上海市提出了不少创新性的做法。例如，在促进市民参与锻炼提出的"六个一"活动：参加一个体育组织，学会一项基本的锻炼身体方法，参与一次社区体育比赛，现场观看一次体育竞赛，每周有一次体育锻炼，每年接受一次健康体质测试。这些活动容易实现，能够循序渐进地引导市民积极开展体育锻炼。为宣传健康生活方式、膳食平衡，上海市自2008年起，为每个家庭免费派发健康大礼包，其中包括健康指导手册和腰围测量尺、控油壶等小物件。这种基于居民喜闻乐见的方式来提高居民健康素养的创新方法，获得了世界卫生组织的赞许。

表5.3 **上海市健康城市建设行动领域和重点行动**

行动领域	2003—2005年	2006—2008年	2009—2011年	2012—2014年	2015—2017年	2018—2020年
健康环境	营造健康环境：大气和水污染治理，城市绿化，垃圾分类处理，小区保洁	营造健康环境：巩固和扩大国家卫生区、卫生镇创建成果，推进生态型、园林式城市建设	营造健康环境：空气和水污染治理，城市绿化，城乡结合部等市容顽症整治，居住区环境提升，虫媒生物控制，公共场所控烟	人人清洁家园行动：积极开展以治脏治乱为切入点的环境清洁活动，加强病媒生物日常防制	"清洁环境"市民行动：组织开展城乡环境清洁行动，垃圾分类处理，控制病媒生物	建设健康环境：加大污染防治力度，全面改善环境质量；加强环境卫生综合治理，推进美丽乡村建设；深入开展爱国卫生运动，营造卫生宜居的生活环境

续表

行动领域	2003—2005年	2006—2008年	2009—2011年	2012—2014年	2015—2017年	2018—2020年
健康人群	追求健康生活：改变不良饮食习惯，控烟和提高个人卫生；倡导健康婚育：加强计划生育服务，提倡健康、负责任的性行为；普及健康锻炼：推进全民健身活动	倡导健康行为：倡导健康文明的生活理念，提高市民健康素质，改变市民卫生陋习，提高市民的健康知识	加强健康管理：大力普及生殖健康，宣传科学及健身，优化市民饮食结构，提升公众的健康自我管理能力	人人健康膳食行动：全面普及合理膳食理念，指导市民科学调整膳食结构、均衡摄入食物能量；人人控烟限酒行动：逐步降低吸烟率，倡导市民不过度饮酒；人人科学健身行动：推动全民健身，社区健康自我管理活动拓展建设	"科学健身"市民行动：大力开展群众性体育活动；"控制烟害"市民行动：加大控烟监管力度和戒烟干预活动；推行与促进人群健康管理：健康自我管理	培育健康人群：加强妇幼保健服务，促进妇女、儿童健康；深化全民健身活动，提高市民身体素质；推进全民健康生活方式行动，增强市民促进自身健康能力
健康服务	—	完善健康服务：不断丰富健康服务的内涵和形式，逐步提高健康服务水平	完善健康服务：社区重点慢性病规范化管理，社区卫生服务平台和家庭健康服务责任制，心理健康服务，构建中医特色预防保健服务体系，加快郊区卫生事业发展	人人愉悦身心行动：建立健全社区、单位和学校心理健康指导网络，有效控制不良情绪对健康的影响	"正确就医"市民行动：普及科学就医知识，坚持科学就医行为，推动落实分级诊疗制度，引导公众正确认识医学局限性，推动建立和谐医患关系	优化健康服务：加强疾病防治支持体系建设，推进基本公共卫生服务均等化；推进分级诊疗制度建设，完善老年健康服务体系；加强中医药服务，切实提高中医治未病能力

续表

行动领域	2003—2005年	2006—2008年	2009—2011年	2012—2014年	2015—2017年	2018—2020年
健康社会	提供健康食品：开展食品放心工程，提升供水水质	保障健康食品：控制食品污染，保障食品安全，减少食源性疾病	加强食品卫生监督	加大食品安全健康知识宣传教育力度，对食品加工企业负责人和质量管理人员开展业务培训和法制教育，努力提升广大市民的食品安全自我保护意识与能力	"食品安全"市民行动：围绕合理膳食常识、食品安全应知应会知识以及《食品安全法》的相关规定，广泛开展进家入户的健康科普和法制宣教活动	构建健康社会：强化安全生产，构建健康从业环境；加强食品药品监管，保障公众饮食用药安全；建设健康交通，促进道路交通安全
健康文化	创建精神文明：继续深入开展文明小区、文明村镇、文明社区和文明城区等创建；建设健康校园：力争80%的学校建成"健康校园"；发展健康社区：推进国家卫生区、卫生镇创建，积极建设健康城区和社区	广泛宣传健康城市理念和健康城市建设活动；健康城市实施工程：建设健康社区，建设健康单位，建设健康村，建设健康家庭	不断开发健康城市宣传阵地，通过各种有效形式，大力普及健康自我管理的知识与技能；持续深化和推进健康社区、健康楼宇、健康企业、健康校园、健康家庭等建设活动	健康传播活动系统建设：加强健康促进志愿者队伍建设，使其能够较好地利用各种健康传播手段和载体，带动更多人群参与和受益于场所健康促进活动	开发与推行健康传播项目：健康读本，健康大讲堂，拓展健康公益传播渠道；健康家庭建设	倡导健康文化：开展健康素养促进行动，普及健康文化理念；推进健康细胞建设，加强重点人群健康教育；拓展健康自我管理内涵，提升居民自我管理能力

第二节　新北市

新北市是中国台湾下辖的第一大城市，人口398万，约占台湾地区总人口的1/6。新北市是由原台北县撤县设市。新北市在2009年将健康城市纳入市政府的施政规划，并于2010年成立新北市健康城市促进会，提出了将新北市打造成宜居乐活城市的目标。新北市的健康城市建设进展良好，在短时间内取得了不少成绩。先是在2012年通过了世界卫生组织西太平洋健康城市联盟的健康城市认证，并在2016年获得其颁发的创新成果奖。2017年在中国台湾举办的"第九届台湾健康城市暨高龄友善城市"奖项评选中，新北市获得"健康城市卓越奖"，同时还有十项活动分获健康政策、环境、安全等方面奖项。

1. 建设目标

新北市的健康城市建设总体目标是将新北市建设成为"宜居乐活城"。结合发展规划，新北市提出了三大方面七大主轴的69个本土指标组成的指标体系（表5.4）。

2. 行动纲领

新北市推行健康城市采用"由上而下"与"由下而上"双向并行的推动模式（图5.1），实现了跨领域（部门）合作。

表5.4　新北市健康城市指标体系

主要领域	指标名称
健康生活方面	
健康乐活	1. 儿童疾病的感染免疫措施 2. 65岁以上民众接受成人预防保健服务率 3. 18岁以上吸烟率 4. 18岁以上男性嚼槟榔率 5. 长期照护资源使用人口数 6. 体检覆盖率 7. 癌症标准化死亡率 8. 体适能评估 9. 法定传染病发生率 10. 参与社区防疫资源单位数增长量
心理健康促进	1. 市民接受心理咨询商服务增长率 2. 65岁以上长者忧郁体检服务量 3. 自杀死亡率

主要领域	指标名称
	社会安全方面
社会福利	1. 社会福利社区化参与率
	2. 遗址保存维护
	3. 低收入户的人口比例
	4. 居民担任志工人数增长率
	5. 公共托育中心使用人数增长率
	6. 妇女成长活动办理场次及参与人次增长率
	7. 每人出席艺文农演文化活动次数
	8. 康复巴士使用率
	9. 低底盘公车普及率
	10. 社区关怀据点与银发族俱乐部增长率
公共安全	1. 每万辆机动车辆死亡人数
	2. 因天然灾害导致伤亡人数
	3. 道路交通事故死亡率
	4. 刑案破获率
	5. 犯罪发生率
	6. 火灾发生率
资源与产业	1. 每百户有线网户数
	2. 每百户有移动电话户数
	3. 非农业部门就业者女性比率
	4. 失业率
	5. 消费者物价指数年增长率
	6. 每户可支配所得等分位倍数
	7. 求职就业增长率
	环境生态方面
节能减碳	1. 空气污染指标（PSI）平均值
	2. 空气污染物年均浓度
	3. 垃圾回收率
	4. 平均每人每日垃圾产生量
	5. 环境影响评估监督合格比率
	6. 燃料燃烧二氧化碳人均排放量
	7. 有害废弃物再利用率
	8. 公私部门绿色采购金额
	9. 每人每日耗电量
	10. 公共运输乘客人次
	11. 公共自行车使用人次
	12. 河川污染改善率
	13. 空气品质优良率
	14. 低碳行为效益
	15. 环境教育服务与比例
	16. 大众公共运输系统增长率
	17. 海洋资源巡护工作的航次
	18. 环境教育参与人数
	19. 污水处理率

主要领域	指标名称
城乡发展	1. 平均每万人所拥有的自行车道长度 2. 开发用地面积比 3. 都市内每人享有公园绿地面积 4. 都市化面积扩张率 5. 道路养护处理时效执行率 6. 住宅供给率 7. 新开河滨公园达成率 8. 社会住宅空间量 9. 森林覆盖的土地面积比 10. 特定外来植物覆盖面积 11. 耕地总面积比 12. 有机耕种的面积 13. 每公顷农地肥料使用量 14. 每公顷农地农药使用量

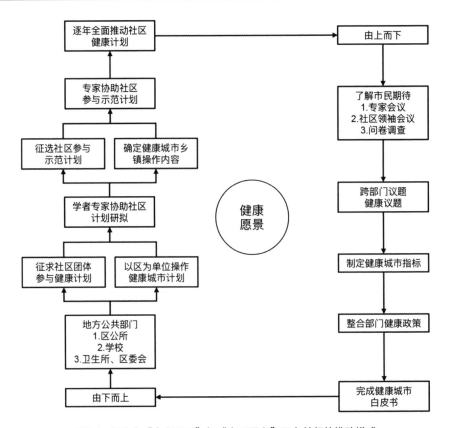

图5.1 新北市"由上而下"与"由下而上"双向并行的推动模式

3. 行动领域

在构建健康城市的过程中，新北市持续打造在地宜居的乐活城市，其中最明显的改变是在地就学、在地就业、在地就养、在地乐活（表5.5）。新北市在健康城市行动中，借鉴了台湾省其他城市及欧洲健康城市实施的经验结果，在开展健康城市的方案中采用了六个被证明能有效解决影响城市健康的复杂问题的方法：① 承诺健康（城市中群体和个体各种努力）；② 政治决策；③ 跨部门合作；④ 社区参与；⑤ 创新；⑥ 健康的公共政策。

表5.5　新北市健康城市的行动领域及具体措施

行动领域	具体措施
健全社会福利制度， 加强健康照顾	妇幼及优生保健 青少年两性健康促进 长者健康照顾管理
落实在地就学，推广全民运动——以新北市动健康为例 （在地就学，在地就养）	首长倡议，跨局处合作推广 首创长者衰弱管理方案 长着健康加值运动处方 社区总动员、再创银色奇迹 向下扎根、祖孙幸福动健康 动健康云端资讯管理平台
维护社区安全，建构安心家园	灾害紧急应变通信通报系统：灾情即时掌握 全方位犯罪现场调查团队：精进刑案侦查暨监视专业能力 全方位防火安全网络 重视消费安全，加强行政调查
展现多元文化，塑造观光特色	展现原住民文化精髓 打造渔港蓝带，新北渔港魅力无法挡
打造便捷交通，友善人本环境	便捷大众运输路网 创新服务 打造无障碍友善环境 跨局处合作，营造人本交通 深入乡镇，编织医疗服务网
推动经济增长，促进就业机会 （在地就业）	打造乐龄城市，推动银发产业 建构友善经济环境，新北市积极引进民间参与建设 建立社企之都，"社企圆梦五部曲"计划 推动青年创业：新北创力坊 推动青年就业服务

行动领域	具体措施
营造四水城市，加强保水防洪	制定新北市透水保水条例 打造四水新北市，中港大排换新妆 打造台湾地区最大都会公园 亲水环境再造
推动都会发展，达成在地安居	青年社宅：逐年完工持续增长 简易都市更新：程序简化，首例三年完成 社区绿化：社区绿美化，绿意满家园 缆线清整：天空变干净了
打造宜居城市，推动低碳环保 （在地乐活）	新北市清净行动——连续六年获选为最干净城市 新北市新欢行动：创造环保幸福聚落，打造成为减塑基地 黄金资收站对阵幸福小站，打造环境新风貌 新北市低碳永续：建构低碳节能的永续家园 新北市环境教育：多元策略促使全民落实低碳环保
推动智慧城市，建立效率政府	智慧社区 接轨国际
永续机制	与领域专家形成团队 与市政规划及政策结合 与产业推动链接
其他	城市外交，行销新北 参与式预算 扩大青年参与、推动民主升级

4. 创新特色

新北市构建健康城市的创新主要体现在展现多元文化，地区特色和科技发展相结合，文化传承和经济发展相结合。在塑造观光特色中，新北市政府致力于推动各族群原住民之文化，将原住民文化扎根于都会区，让市民朋友有机会认识及学习中国台湾原住民文化，达到教育与传承文化之功能。在打造"乐龄"城市的过程中，新北市政府抓住了以产业融合促进媒体融合的新商机，举办银发趋势论坛，以"互联网＋"的思维帮助新北市创业者扩散新知及借鉴国际经验。

新北市还首创导入了六大智慧加值元素（生产智慧化、云端及数据应用、物联网价值、4G应用、行动指挥商业、电子商务），大幅改变了传统产业经营格局，通过创新做法，让传统企业创造了更多经济产值及就业机会。

第三节　哥本哈根市

哥本哈根市是全世界健康城市构建方式的城市范本，其在1987年加入了世界卫生组织构建健康城市的提案。作为领先开始构建可持续发展城市化进程的城市，哥本哈根市承诺，到2025年成为第一个实现碳中和的首都。哥本哈根市致力于在大城市和区域上做到清洁和能源再生。作为拥有城市多功能和邻域人群多水平收入的中心，它创造了一个兼具创新性和包容性的独特城市结构。在过去数十年的时间里，哥本哈根市致力于构建一个"人民的城市"，并且成为了世界上最健康、最快乐、最宜居的地方之一。在这样的基础下，哥本哈根市吸引了所有希望使用智能技术构建城市的建造者，如专门的自行车道、区域供暖、创新的金融服务和社区内部绿色庭院的构造者。哥本哈根市政府在构建健康城市中发挥了最根本的作用。哥本哈根市有非常强大的市政府，这增强了该城市制定跨越数十年、经历不同市长任期的战略性决定的能力，并且保证了社会各部分构建健康城市的目标是共同的和一致的。

1. 建设目标

2025年，让哥本哈根市民享受到世界上质量最好的生活，并且是每个人都应该能够享受到的高质量生活。为了使这个展望成为现实，哥本哈根市将致力于降低健康不平等的状况，让每个人都有平等的机会去享受好的、长久的生活，并且让有身体或精神疾病的人，也能够过上好的生活。

哥本哈根市会在接下来的时间里，致力于改善影响哥本哈根人健康的最大挑战。目前，哥本哈根市会优先解决，比如酒精、身体缺乏运动和极度的精神不健康状况等主观性因素导致的健康问题。政府和市民共同希望实现2025年愿景，哥本哈根市会常规地发布相应行动计划以应对关于健康的挑战。

2. 行动纲领

"享受生活吧，哥本哈根人！"是哥本哈根市施行健康政策的口号。健康不仅仅是一个目标，更是保障居民拥有长久而丰富的生活条件。健康意味着给市民的身体、精神和社会福祉提供坚实的基础。虽然不同的人对于好的生活有不同的要求，但健康的生活给市民过自己想要的生活的自由，而病痛和不健康的状态只能限制市民的自由，这让健康成为所有哥本哈根人的重要资源。哥本哈根市政府根据该市的实际情况，提出了六大基本原则（表5.6），在未来，这六大基本原则会在具体的健康城市行动策略和行动计划中不断地被加固，并为哥本哈根市2025年的展望提供具体的实施方式。

表5.6 哥本哈根市2025年健康城市展望具体实施政策的六大基本原则

原则	具体措施
以哥本哈根人每天的生活为中心	大力促进健康和疾病预防；给教育机构提供营养午餐；让教育机构支持戒烟项目；促进体育活动和体育运动；从市民对健康的需求和经验入手，支持市民积极地把对生活的自觉、参与和责任放在中心地位
给最需要帮助的哥本哈根人提供特别的支持	采取预防措施，帮助能够预见到未来有高健康风险的人群，如在家人酗酒环境里长大的儿童；从医疗保健、幼儿托管、学校、青年教育、就业到养老与健康不平等作斗争；确保成长在社会弱势地位家庭的儿童获得额外的支持；跟进、确保市民在生命的各个阶段都能得到最高质量的支持；具有针对性地给哥本哈根市民提供支持；赢得市民的信任，增强市民的安全感，使市民能够充分利用身体康复治疗计划等健康服务
把身体健康和精神健康看得同等重要	确保精神健康和身体健康得到同等重视；努力为对精神疾病和精神残疾的情况提供开放和包容的环境；增强市民的心理健康福祉；确保有遇到心理健康挑战的市民得到帮助和支持；加强有精神疾病的市民之间的支持和合作；让更多人享有良好、优质的生活，积极参与社会活动，以减少精神疾病的发生
集思广益，为哥本哈根人提供高质量的健康解决方案	将预防疾病和早期防治系统纳入生活的每一个部分，使各部门之间更加密切和广泛地合作；集中精力保证已经取得的健康成果；让市民可以享受高质量的生活，成为当局的首要任务和集体责任；增强为健康努力的凝聚力；提高社会对构建健康城市的参与程度；与企业合作构建健康城市，创造新的机遇，提供新的福利技术
增强为健康努力的凝聚力	促进丹麦首都地区，社区医院和哥本哈根市的合作；优先注重对健康的促进和对疾病的预防；与丹麦首都地区和社区医院签订具有约束力的协议，以构建方便市民平等使用的丹麦医疗体系；注重对疾病的早期治疗和防护措施；帮助疾病患者面对生活的挑战，努力保证患者的生活质量
用最先进的知识寻找新的道路，以保证哥本哈根人的好生活	以市民的生活作为出发点，发起改善市民健康和福祉的倡议活动，确保市民充分参与到活动中来；探索新的途径，解决对健康问题未知的领域；让市民作为专家，与大学和其他的研究机构一起尝试新的方法，获得新的知识

3. 行动领域

哥本哈根市提出的六大健康城市构建基本原则囊括了市民生活、特殊需要人群、精神健康、公众参与、机构合作等影响市民健康和构建健康城市的必要领域（表5.6）。

4. 创新特色

哥本哈根市致力于在促进市民的健康福利发展解决方案中处于领先地位。努力发展新的福利技术，为提升市民的健康和生活质量创造更多的公平，确保慢性病患者得到他们需要的照顾和帮助。哥本哈根市还致力于通过发展远程保健等技术来给慢性病患者提供安全和自由的环境，使他们也能过上幸福的生活。在技术的帮助下，给予哥本哈根人更加灵活便捷的健康服务，保障市民的健康，提高市民的生活质量，创造更多的就业机会。

第四节　芝加哥市

芝加哥市位于美国密歇根湖的南部，是世界著名的国际金融中心之一，是美国最重要的文化科教中心之一，也是世界著名的旅游胜地。为改变该市的健康状况，2011年，芝加哥公共卫生部制定了一项为期4年的公共卫生议程，称为"健康芝加哥"，旨在改善市民的健康状况和解决市民的健康差距。2011年的议程侧重于12个关键优先事项，包括烟草的使用、预防肥胖、艾滋病的预防、获得护理、母婴健康以及暴力预防等，这些都反映了2020年领先的健康指标所代表的领域。2011年健康政策推行的结果是，尽管主要指标朝着积极的方向发展，然而，健康不平等的差距依然存在。为减少2011年的健康差距，建立更大的城市健康公平体系，芝加哥市完成了全市社区健康评估。2016年，芝加哥市市长和芝加哥公共卫生部推出了另一个四年计划，称为《健康芝加哥2.0》。

1. 建设目标

芝加哥市2016—2020年的健康城市计划主要根据《健康芝加哥2.0》，该计划的重点是确保在一个拥有强大社区和合作利益相关者的城市里，所有居民都享有公平的资源、机会和环境，从而最大限度地提高他们的健康和福祉。《健康芝加哥2.0》是致力于改善健康公平的新运动，使芝加哥市成为连接所有居民、充满活力和健康的城市。

2. 行动纲领

《健康芝加哥2.0》的发展及其最终的成功需要遵循四个关键原则（表5.7）。

表5.7 《健康芝加哥2.0》的四个原则

原则	内容
优先考虑健康公平	确保构建健康城市的200个行动步骤集中在面临最大健康差异的社区，把有限的资源分配给最需要的地区
扩展合作伙伴关系，增加社区参与度	不仅为芝加哥公共卫生部门提供行动步骤，而且为其他政府机构和社区合作伙伴提供行动步骤，共同努力，提高每个居民的健康公平性。数百名社区合作伙伴，包括健康保健提供者、政府机构、社会服务提供者、倡导者、学术机构、企业、宗教机构等，审查公共卫生数据，并商定200多项促进健康公平的战略
致力于解决影响健康的传统因素和社会决定因素	健康受到许多因素的影响，包括经济机会、教育和公共基础设施
利用数据和监视来确保每个目标和行动步骤都是可测量的	利用年度芝加哥居民健康调查和芝加哥健康地图集，将每年的测量和分享进展，以及计划的实施进行调整，以确保最大的效果

3. 行动领域

总的来说，《健康芝加哥2.0》列出了82个目标和200多个帮助实现30个目标的策略。这些优先事项来自一个强大的社区评估过程。为了衡量每个目标的进展情况，市计委和社区合作伙伴确定了75项指标，作为实现2020年目标的年度基准。《健康芝加哥2.0》正通过与社区合作伙伴的合作来实施。已经建立了行动小组，目前正在努力实施战略和实现计划中的目标（表5.8）。

4. 创新特色

《健康芝加哥2.0》是一个雄心勃勃的公共卫生计划，芝加哥市在构建健康城市的过程中，注重增强公众和机构的参与度，信息化健康数据，致力于消除影响健康的不平等状况。通过前期的评估和调查，结合芝加哥市的具体情况，让生活在不同社区、不同种族、不同年龄层的人都可以享受到构建健康城市带来的健康成果，具有很强的前瞻性和可行性。

表5.8 芝加哥市健康城市的实施战略和目标

战略	目标
解决健康的根本原因：经济发展、建筑环境、交通、气候变化和住房	改善芝加哥市的建筑环境和交通，使居民能在健康的社区中生活、养老； 通过避免所有的行人、机动车和机动车交通事故导致的死亡，以实现芝加哥"零视野"宣传。 最大限度地减少气候变化的负面影响； 提高社区的经济活力、多样性和金融安全，以减少经济不平等； 建造和保持市民可以负担得起的、安全的、健康的、方便的、能够得到支持的住房
解决教育问题	让芝加哥市所有的儿童都能享受学前教育； 保证教育公平； 保证青少年获得上大学的机会，并受到大学教育
增加获得健康照顾和人类服务的机会	提高健康和人类服务的能力和可用性，最大限度地提升现有资源的影响； 提高健康和人类服务的质量； 提高消费者对健康系统包括服务和支持的有效利用
增加健康产出，促进行为健康	使芝加哥人可以接触到有效解决行为健康问题的协调系统； 实施对疾病（一级、二级和三级）的有效预防和治疗
增加健康产出，加强儿童和青少年健康	保证母亲和婴儿可以得到照顾和支持； 确保家庭可以获取必要的、合适的、支持0~5岁婴幼儿的资源； 让儿童和青少年拥有做出健康选择所需的资源和支持
增加健康产出，预防和控制慢性病	减少肥胖和肥胖相关疾病的患病率和其中的不公平因素； 通过减少烟草使用和二手烟，以降低烟草相关疾病的不公平和患病率； 降低侵袭性和晚期癌症发病率中的不公平以及癌症死亡率； 提升对慢性疾病的管理
增加健康产出，减轻传染病的负担	降低衣原体感染率中的不公平； 艾滋病毒感染者将有机会在城市的南部和西部获得高质量的艾滋病医疗服务； 芝加哥市的医疗保健系统有能力对所有丙型肝炎病毒的携带者进行筛选、分级、治疗和治愈
减少暴力	减少暴力事件的受害率和接触暴力的概率，加强社区保护因素； 加固家庭关系的纽带，以减少家庭内部的暴力循环； 减少有色人种的大规模监禁和过多的警察关注度； 增强城市对各种创伤的了解
最大化地利用数据和研究	使高质量的数据能被平等地访问； 使芝加哥市的公共卫生研究得到广泛的协商和传播

第五节 东京市

东京是由23个特别行政区组成的大都会，每一个行政区都有单独的城市，再加上其他的26个城市、5个镇和8个村，共同构成了东京都。东京市的人口超过了1300万，都会区人口达到3600万，是世界上人口最多的地区。东京市民通常把对精神健康的关注等同为针对精神病的治疗，因此，很难对东京居民的心理健康状况进行统计，但日本国家层面上的情况能在一定程度上揭示东京所面临的精神健康挑战。在日本，精神健康导致的疾病占所有疾病的1/4。世界心理健康调查测量结果显示，日本民众中，一生中患焦虑症的风险为8.1%，患物质使用障碍（主要是酒精）的风险为7.4%，患情绪障碍（主要是抑郁症）的风险为6.5%。此外，在一个员工经常加班的国家，过劳死（因过度工作而死亡）是常见问题。尽管还没有经过充分证实，但过劳死被认为和高压力水平和较低的食物摄入量导致的心脏病发作、中风或自杀有关。日本以高自杀率而闻名，日本的自杀率居世界第六位，每10万人中有18.7人自杀。日本的另一特色是，每年有近100万人成为"隐蔽青年"，其典型特征是年轻人超过6个月不出门，有1.2%的人因此终身患病。在日本，因为羞耻感而不愿透露精神健康问题和对精神病学的低接受程度，只有1/5的精神健康问题患者寻求了正规的治疗。

1. 建设目标

在国家层面上，日本国土交通省设定了与精神健康相关的城市规划设计的五个目标。

（1）改变社会环境，培养人们的健康自我意识。

（2）促进老年人参与社区活动，帮助他们找到人生的目标。

（3）在距离老年人住家步行距离内，完善城市功能，使老年人可以独立居住。

（4）建立一个市民可以安全行走的城市，例如，设计没有障碍物的人行道。

（5）改善公共交通服务。

总体而言，东京将健康置于一个优先的地位。日本国家空间规划法《首都区域规划（2009）》预计，东京地区将在21世纪发挥各种作用，包括：成为一个美丽的地区；让4200万人过上舒适的生活；保护和创造良好环境；提供防灾安全。

2. 行动纲领

东京在城市规划中关注健康始于1972年，尤其是在建设可持续发展城市和实现可持续发展目标的影响下，东京将幸福度作为一个驱动可持续发展的工具。

对东京在精神健康相关的城市规划和设计的态势分析（将与研究对象密切相关的各种主要的内部条件和外部环境的因素，通过调查列举出来，并依照矩阵形式排列）显示了其面临的优势、弱势、机遇、挑战（表5.9），东京设立了多个城市规划目标，其中和健康相关的如下。

（1）恢复绿色（植物）和蓝色（水源、河流）空间。

（2）设计活动空间。

（3）为人们创造生活舒适、安全、心境平和的城市。

（4）居民协商，积极参与规划过程，城市规划的权力下放。

表5.9　**东京城市规划设计与精神健康建设的态势分析**

优势	弱势
东京高度重视系统地将绿化纳入城市环境，这是促进良好精神健康的一个关键因素； 公众已经很好地认识到人口的"压力"，有兴趣在增加"舒适度"的同时减少这种压力； 市民有权影响其社区的设计； 东京有完善的公共交通网络连接各个地区； 东京是世界上最安全的城市之一； 东京高度重视老年人的生活质量，东京在无障碍交通方面的投资可以改善老年人和那些面临流动性挑战的人的生活质量； 东京的许多街区都地体现了"超级街区"的理念，在较小的街道上优先考虑行人和骑自行车的人，鼓励机动车在较大的街道上行驶	精神卫生通常被认为是精神疾病的同义词，这可能会使人们失去促进良好人群精神卫生的机会； 对精神卫生与城市环境之间的任何联系的认识和认识水平都很低； 东京并没有对城市建筑、设计和规划项目发布明确的精神卫生期望、建议或指导方针，因此精神卫生没有系统地纳入规划和设计项目； 东京的自行车基础设施薄弱； 官僚主义阻碍了将锻炼融入日常生活的明确努力
机遇	挑战
民众对幸福相关政策的兴趣可以扩大到心理健康； 2020年东京奥运会的基础设施投资和健康遗产规划是一个整合城市设计新理念的机会，包括可能对雇主的自行车政策和保险公司的覆盖范围进行审查； 东京都政府鼓励私人开发商整合绿地;他们可以扩大激励措施，以推动其他改善心理健康的设计； 可以开发东京的海滨地区，以促进更好的精神健康； 火车站广场提供了公共开放空间，可以更好地发展为有利于社会的互动(同时保留其地震疏散空间功能)； 寺庙和神龛提供了公共开放空间，包括入口附近的空间，可以进一步发展为有利于社会互动的空间	在东京的城市社区中，精神健康和精神疾病并不是常用的术语，因此决策者可能不太接触到针对这些术语的研究并实施建议； 心理疾病的坏名声和人们不愿讨论这个话题可能会阻碍在城市设计中优先考虑心理健康问题； 公共发展不及私营发展，这可能会限制以人群为重点的健康促进机会； 几乎没有可用的空间来提供开放、绿色、亲社会的空间； 公司可能会继续通过骑自行车来限制通勤，从而阻碍对设计的投资

3. 行动领域

东京市民认为与精神健康有关的环境因素包括：美丽、自然、创造机会、社会关系、为社区做出贡献的机会、获得医疗保健的机会、安全，以及对良好的城市管理的信心，包括高效、可靠的公共交通等。

根据东京作为一个大都市，人口密度大、可用公共空间和绿地少的特点，东京在通过城市建设改善精神健康的行动中，主要关注社区居民的作用、室内空间的利用，鼓励锻炼，便捷市民生活和居民心理健康（表5.10）。

表5.10　东京市促进精神健康城市建设的行动领域

领域	具体措施
授权和激励居民在所有地方增加自然因素	在没有大型公共公园的城市，市民可自行承担责任，为街道绿化做出贡献；教育和奖励计划相结合，以鼓励企业投资于每一个可用空间的创新绿化，包括屋顶、墙壁和公共公园
让车辆在主路行驶，提供自然的、对行人友好的超级街区	鼓励机动车使用宽阔的高速通道，避免使用行人和骑单车者优先通行的小路，为公共街道活动和发展绿地提供机会；提供就近和方便的公共交通
让主动出行成为最便捷的交通方式	提倡将步行和骑自行车作为更安全、更方便的选择；推动行人基础设施（例如通往接驳站、服务的天桥、地下通道）的需求；推行对环境友好、人性化的街道的建设，为行人（包括商店和咖啡馆）提供受欢迎的、有趣的、引人入胜的街景，这将有助于减少负面想法，提高步行能力和与邻居的亲和度，有助于增加后街的安全感；减少居住街道上的交通，减少灯光和声音，促进更好的睡眠
让社会锻炼变得更容易	市民可搭乘公共交通工具前往运动地点（有运动器械的地方，远足等），在慢跑的时候可以使用公共供水设施、储物柜及淋浴设施
将宗教场所和更广大的社区融合在一起	寺庙、神龛，以及其他类型的宗教场所，通常在城市开放的公共场所中有潜在的、欢迎所有人的优势；在适当的情况下，可以进一步吸引社区居民；举办当地的节日，开展零售走廊，以将这些宗教场所的开放空间与社区的其他部分连接起来
利用室内公共空间改善心理健康	在室外没有开放公共空间的地方，在室内空间营造方面可以将绿色、活跃、亲社会的空间设计进行创新投资。人们可以在人流密集的场所（如购物中心）来寻求心理健康方面的益处
使用创新的设计来防患自杀	对自杀行为的防患不仅是设置物理上的障碍，还可以探索心理上的干预方式，比如在自杀风险较高的火车站贴上有自然景色的图片，使用发蓝光的灯等

4. 创新特色

东京在促进精神健康的城市规划设计方面提出了详细的行动方案，其中不乏具有创新性的措施，如交通道路的设计，鼓励个人给城市添加小型的自然风景，以及对自杀行为的防护等（表5.11）。

尽管如此，对于心理健康问题的关注在东京还是一个比较新的领域。因此，东京下一步还可在增强城市设计与心理健康的联系、自行车出行方式对健康的贡献、利用水路改善居民心理健康和福祉，以及为社会互动提供公共场所等方面提出进一步的创新举措。

表5.11 **东京市精神健康建设创新建议**

创新建议	措施
增强城市设计与心理健康的联系	政策制定者和专业组织可以制定政策、指导方针和激励措施，以促使建筑师、计划者和开发人员将群体心理健康因素系统化地整合到他们的项目中
利用骑自行车的机会	目前，自行车被认为是主要的家庭交通工具，适用于短距离的出行。为了充分利用自行车带来的生产力和身心健康益处（包括抵消长时间工作带来的影响），公司的保险政策可以演变为将骑自行车上下班纳入通勤责任，可以在城市和办公室设置更多自行车基础设施（如更多受保护的自行车道、自然环境下的自行车道、自行车停车场等）和办公室（如淋浴间、储物柜和自行车停放处等），带来体育锻炼和自然接触的相关健康益处，以及环境效益
利用水路改善心理健康和福祉	东京的水道基本上是未开发的自然空间，可以为步行、水上运动、放松和社交提供更多的绿色和蓝色空间
为社会互动提供公共场所	目前，许多绿地都得到了精心的保护和封锁，不鼓励人们随意进行野餐和球类等活动，但火车站广场经常是空的，邻近庙宇和神龛的地区可能有进一步发展的机会，与火车站相关的"无地"购物区也可以得到改善。可能的创新设计包括街头座位、街头游戏、户外健身房、自然设施，以及提供节日、市场和其他当地活动的公共集会空间，这样可以帮助增加积极的、自然与人类社会互动的机会
优化工作环境，改善心理健康	与其他城市相比，东京的工作时间较长，通勤时间也较长，这意味着东京市民在工作日错过了休闲、亲近自然、锻炼身体和社交的宝贵时间。城市设计师可以将保护因素融入到工作通道中来，以促进精神健康。这包括上下班的交通（锻炼身体的机会、接触自然的机会、放松的环境和效率，管理公共交通上的过度拥挤）和工作环境（接近自然的机会——包括自然的风景、自然的图片、办公室花园和绿色植物、昼夜照明、社交互动的机会、隐私、对工作空间和环境类型的选择、办公室内的体育活动，支持办公室通勤时的身体锻炼）

第六节　其他不同城市实践案例

1. 中国香港地区：多方参与的传染性疾病预防控制网络

建设一个功能完善的传染性疾病预防控制网络是城市传染性疾病预防和控制的基础，这个网络包括高质量的疾病监测、预防控制、应急医疗救治体系，是健康城市建设的关键部分。

香港在1997年爆发了禽流感疫情（H5N1），香港政府进行了迅速的病例调查并及时对接触者进行追踪，阻止了疾病的传播。此外，政府方还迅速采取一系列预防措施，如农场监管、卫生检疫、疫苗接种等，防止禽流感的进一步爆发。2003年，香港突发性急性呼吸道综合征爆发，2004年香港成立卫生防护中心，利用信息技术扩大疾病监测网络，建立结构化的流行病学培训计划，加强临床诊断实验室服务，开展应用研究和准备应急响应，优化和发展现有医疗服务提供者的能力；并修订了相关立法，以提高监督能力和监测工人的健康；制订全面的监测计划，密切监测人类流感活动，以及早发现禽流感病毒。当前，香港已经建立起一支受过良好教育且经验丰富的公共卫生服务队伍，拥有一批训练有素的科学家、卫生专业人员和志愿者，并持续投资建设医疗基础设施，在应对新冠疫情中发挥了重要作用。

2. 印度海得拉巴市：协调本地食品文化和食品安全

食品安全是城市居民健康的重要影响因素。在便民的基础上，健全食品从源头到消费全过程的安全监管格局，保证食品安全是健康城市的重要行动之一。

街头食品是食物供应系统的组成部分，也是各地食品文化的代表，但街头食品也是食品安全问题高发区。印度的海得拉巴市对街头食品商贩的售卖进行监控，市政府的利益相关者和当局就街头食品采取了政治上和体制法规的行动，并于2014年颁布了《印度街头小贩法案》，在当今食品市场持续城市化和全球一体化进程中，尽可能保障食品安全。市政府建立了由政府官员、商贩代表、非政府组织和社区团体组成的委员会，进行长时间多方位的监管制裁；还颁布了《可持续街头食品计划》，利用法律的约束性、食品安全的保障、政府的权利、饮食文化的传承、供应商的多方协助，对食品安全进行长期有效保障。

3. 中国台南市：全民参与温室气体减排

环境是健康的决定性影响因素。解决影响城市居民健康的环境问题不仅仅是关注身边的环境污染治理，还需要采取行动来应对全球尺度上的气候变化所带来的健康风险。

为解决温室气体排放量高的问题，台南市成立了"台南市健康永续绿色城市推动委员会"，组织公务部门进行自行车道设置及推广，提出绿草如茵专案、每周一日蔬食餐、纸钱集中烧等行动；组织交通部门推动反怠速政策，推动大众运输系统；组织住商部门建立全国首创环保旅馆，提出1020节水省电专案。同时研订了规划温室气体减量策略，进行问世气体排放调查评估，整合全省各县市之温室气体减量措施及成效，推动市民可配合措施及办理节能辅导，并推广宣导温室气体减量，从而全力支持环保署节能减碳相关策略，规划细部工作流程，并将其作为健康永续绿色城市的推动策略。由于在温室气体减排方面的杰出工作，台南市荣获了"2009年台湾健康城市创新成果奖"。

4. 西班牙巴塞罗那市：提升社会健康平等性

确保人人享有健康服务的必要前提，这对于建设健康城市至关重要。但城市内各区域之间的基本卫生服务公共设施配置、公共政策及医疗水平常常存在差异。提高健康平等性，是构建健康城市的必经之路。

西班牙巴塞罗那市在2008年开展了"巴塞罗那邻里健康"活动，旨在消除各邻里社区之间健康上的不平等。在政府投资的支持下，不同层级的政府、非政府组织、私营部门和社区共同努力以实现良好的社会健康治理。各级协调管理包括确定健康不公平现象、确定潜在不公原因、考虑平等目标和行动、实施干预措施、监测进展情况等，这些都对于减少健康不公平现象至关重要。截至2018年，该项目已经对全市25个最弱势的社区产生了良好的影响，减少了健康不平等。项目的结果显示，健康城市治理需要不同层级政府的政治承诺和措施，才能实现平等的健康服务。

5. 孟加拉库尔纳市：消除城市贫困

城市贫困人口和群体往往由于较低的生活质量，健康会受到影响，而贫困又会导致健康保障受到威胁。因此，解决城市贫困问题是健康城市建设的重要组成部分。

在库尔纳市，严重营养不良的儿童和无能力的主要收入者是贫困家庭的常有表现，这些家庭经常受到贫困危机，失去生活质量的保障，对健康城市的构建也是一个极大的隐患。市政府针对这一问题，采取了众多城市减贫措施。政府组织一直寻求为创造就业机会和微型企业提供信贷，进行贷款融资；还提供许多培训和技术支持，有助于提高非熟练工人的能力，从而使他们能够获得更高的工资，并帮助微型企业家获得更高的回报率。这些减贫方案综合来自于很多方面，在增加家庭收入、降低生活成本、提高工作能力等方面推动城市减贫。

6. 中国厦门市：健康医疗云建设

利用互联网和通信技术，推进智慧医疗与远程医疗服务，可为居民提供更加便捷的健康服务，有效缓解医疗资源不足、分布不均的问题。

厦门市在国内首创区域健康医疗云，将原有的区域和公共卫生平台迁移到医疗云上，实现了资源的统一管理。健康医疗云包含市民健康信息系统、妇幼保健系统、区域绩效考核系统等12个业务与管理信息系统，迁移和接入92个医疗机构的业务系统，提供包括就诊预约、健康查询、自助健康监测与管理、健康保险理赔查询等基础健康服务，支持各类健康管理终端设备的智能接入以采集健康指标信息。市民健康信息系统中包含了厦门市常驻人口中的350万人的健康档案。健康医疗云对于厦门市深入推动健康数据融合共享和智能应用、改善医疗健康管理服务发挥了重要作用。

参考文献

第一章

[1]   傅华，戴俊明，高俊岭，等. 健康城市建设与展望[J]. 中国公共卫生 2019，35：1285-1288，
         doi：10.11847/zgggws1126106.

[2]   国家卫生健康委员会. 健康中国行动（2019—2030）[EB/OL]，2019.
         http://www.gov.cn/xinwen/2019-07/15/content_5409694.htm

[3]   国家卫生健康委员会. 健康中国行动推进委员会关于印发健康中国行动2019—2020年试考核实施方
         案的通知[EB/OL]. 2021.
         http://www.gov.cn/xinwen/2021-03/31/content_5597139.htm

[4]   全国爱国卫生运动委员会. 全国爱卫办关于全国健康城市评价结果的通报[EB/OL]. 2020.
         http://www.nhc.gov.cn/guihuaxxs/gongwen1/202001/481b1dfa7d834f62bdec212cb717d74b.
         shtml

[5]   全国爱国卫生运动委员会. 全国爱卫会关于印发《关于开展健康城市健康村镇建设的指导意见》的
         通知[EB/OL]. 2016.
         http://www.nhc.gov.cn/jkj/s5898/201608/3a61d95e1f8d49ffbb12202eb4833647.shtml

[6]   张丰. 健康城市建设确立"6+X"模式[N]. 健康报. 2017.
         http://health.china.com.cn/2017-07/28/content_39059842.htm

[7]   中共中央、国务院.《"健康中国2030"规划纲要》[EB/OL]，2016.
         http://www.gov.cn/xinwen/2016-10/25/content_5124174.htm

[8]   GONG P, LIANG S, CARLTON E J, et al. Urbanisation and health in China[J]. The Lancet 2012, 379, 843–852, doi:10.1016/s0140–6736(11)61878–3.

[9]   HANCOCK T. The evolution, impact and significance of the healthy cities/healthy communities movement[J]. Journal of Public Health Policy 1993, 14, 5–18, doi:10.2307/3342823.

[10]   WORLD HEALTH ORGANIZATION, REGEIONAL OFFICE FOR EUROPE. What is a healthy City?[EB/OL] 2021.
https://www.euro.who.int/en/health–topics/environment–and–health/urban–health/
who–european–healthy–cities–network/what–is–a–healthy–city.

[11]   SZRETER S. The population health approach in historical perspective[J]. American Journal of Public Health 2003, 93: 421–31, doi:10.2105/AJPH.93.3.421.

[12]   VLAHOV D, GIBBLE E, FREUDENBERG N, et al. Cities and health: History, approaches, and key questions[J]. Academic Medicine 2004, 79: 1133–1138, doi:10.1097/00001888–200412000–00003.

[13]   WORLD HEALTH ORGANIZATION. Constitution of the Wolrd Health Organization. 1948[EB/OL].
https://www.who.int/governance/eb/who_constitution_en.pdf

[14]   WORLD HEALTH ORGANIZATION. Ottawa Chater for Health Promotion[EB/OL]. 1986.
https://intranet.euro.who.int/data/assets/pdf_file/0004/129532/Ottawa_Charter.pdf

[15]   WORLD HEALTH ORGANIZATION. The WHO Health Promotion Glossary[EB/OL]. 1998.
https://www.who.int/healthpromotion/HPG/en/

[16]   YANG J, SIRI J G, REMAIS J V, et al. The Tsinghua–Lancet Commission on Healthy Cities in China: unlocking the power of cities for a healthy China[J]. The Lancet 2018, doi:10.1016/S0140–6736(18)30486–0.

第二章

[17]   黄暖晴, 胡淑贞. 台南市健康城市之推动经验分享[J].健康城市学刊, 2007 (5): 129–152.

[18]   COUNTY OF SANTA CRUZ, HEALTH IN ALL POLICIES PLANNING TEAM. Health in All Policies Subcommittee Evaluation Report, volume 1[R]. 2019.

[19] HANCOCK T, DUHL L. Healthy Cities project: a guide to assessing Healthy Cities[M]. Copenhagen: FADL Publishers, 1988.
https://www.cityofsantacruz.com/government/city-departments/city-manager/health-in-all-policies

[20] WORLD HEALTH ORGANIZATION. Helsinki Statement on Health in All Policies[EB/OL]. 2013.
https://apps.who.int/iris/bitstream/handle/10665/112636/9789241506908_eng.pdf?sequence=1

[21] WORLD HEALTH ORGANIZATION, GOVERNMENT OF SOUTH AUSTRALIA. Adelaide Statement Ⅱ on Health in All Policies[EB/OL]. 2017.
https://www.who.int/publications/i/item/adelaide-statement-ii-on-health-in-all-policies

[22] WORLD HEALTH ORGANIZATION, REGEIONAL OFFICE FOR EUROPE. Twenty steps for developing a Healthy Cities Project[M]. 3rd Edition. 1997.
https://www.euro.who.int/__data/assets/pdf_file/0011/101009/E56270.pdf

[23] WORLD HEALTH ORGANIZATION, REGEIONAL OFFICE FOR EUROPE. Phases of the Network[EB/OL]. 2018.
https://www.euro.who.int/en/health-topics/environment-and-health/urban-health/who-european-healthy-cities-network/phases-of-the-network

第三章

[24] 宜昌市人民政府办公室. 关于印发宜昌市健康城市建设规划（2018—2020）的通知[EB/OL]. 2018.
http://xxgk.yichang.gov.cn/show.html?aid=1&id=173328

[25] BOUGHMAN E, FEARER J, GREEN G, et al. Health Impact Assessment Toolkit for Planners[M]. American Planning Association, 2016.
https://www.planning.org/publications/document/9148443/

[26] RICKLIN A, MADELEY M, WHITTON E, et al. The State of Health Impact Assessment in Planning[M]. American Planning Association, 2016.
https://www.planning.org/publications/document/9148434/

[27] CENTRE FOR RESEARCH IN INNER CITY HEALTH. Urban HEART@Toronto: Technical Report/User Guide[EB/OL]. 2014.
http://www.torontohealthprofiles.ca/urbanheartattoronto.php

[28]　CENTERS FOR DISEASE CONTROL AND PREVENTION. Step by step-Evaluating Viloence and Injury Preention Policies[R]. Brief: Overview of Policy Evaluation. 2012.
https://www.safestates.org/resource/resmgr/evaluation_resources_webpage/CDC_Policy_Evaluation_Briefs.pdf

[29]　CITY OF MELBOURNE, COMMUNITIES GROUP, HEALTH AND WELLBEING BRANCH. Urban Health and Wellbeing Profile: An analysis of health and wellbeiing data for the City of Melbourne local government area[EB/OL]. 2016.
https://www.melbourne.vic.gov.au/about-melbourne/research-and-statistics/Pages/health-wellbeing-profile.aspx

[30]　WORLD HEALTH ORGANIZATION, REGEIONAL OFFICE FOR EUROPE. City health profiles: how to report on health in your city[EB/OL]. 1994.
https://www.euro.who.int/__data/assets/pdf_file/0009/101061/wa38094ci.pdf

[31]　WORLD HEALTH ORGANIZATION, THE WHO CENTER FOR HEALTH DEVELOPMENT, KOBE. Urban HEART: Urban health equity assessment and response tool[EB/OL]. 2010.
https://apps.who.int/iris/bitstream/handle/10665/79060/9789241500142_eng.pdf?sequence=1&isAllowed=y

[32]　WORLD HEALTH ORGANIZATION. Global Nutrition Policy Review 2016—2017[R]. 2017.
https://www.who.int/publications/i/item/9789241514873

[33]　WORLD HEALTH ORGANIZATION. Integrating health in urban and territorial planning: A sourcebook[EB/OL]. 2020.
https://www.who.int/publications/i/item/9789240003170

[34]　WORLD HEALTH ORGANIZATION. Health impact assessment (HIA) tools and methods[EB/OL]. 2021.
https://www.who.int/tools/health-impact-assessments

第四章

[35]　韩闻捷, 林馥榆. 上海: 将健康科普融于3.43万个居民健康自管小组活动当中[EB/OL]. 央广网. 2020.

[36]　洪德仁. 北投健康城市的社区合作[EB/OL]. 北投健康城市电子报, 2007.
http://www.ptcf.org.tw/ptcf2/modules/myproject/case.php?cat_id=107&page=0

[37] 谭伟良，卜秋，刘俊宾，等. 新时期健康苏州建设策略[M]//中国健康城市建设研究报告（2020）. 王鸿春，曹义恒，北京：社会科学文献出版社，2020：182-197.

[38] 袁程，魏晓敏，武晓宇，等. 上海市民健康自我管理小组[J]. 上海预防医学，2016，28：735-738.

[39] 赵秀萍. 基于合作治理的苏州健康城市建设研究[D]. 上海：同济大学，2008.

[40] CITY OF VANCOUVER. Accessible city[EB/OL]. 2021.
https://vancouver.ca/people-programs/accessible-city.aspx.
http://www.cnr.cn/shanghai/tt/20200316/t20200316_525018529.shtml

[41] WORLD HEALTH ORGANIZATION. The Urban Health Index: A handbook for its calculation and use. Kobe, Japan[EB/OL]. 2014.
https://apps.who.int/iris/handle/10665/136839

[42] AFRIDI M. Equity and Quality in an Education Public-Private Partnership: A study of the World Bank-supported PPP in Punjab, Pakistan[EB/OL]. 2018.
https://www.oxfam.org/en/research/equity-and-quality-education-public-private-partnership-0

[43] ASIAN DEVELOPMENT BANK. Sustainable Urban Development in the People's Republic of China* Wastewater Treatment: Case Study of Public - Private Partnerships (PPPs) in Shanghai. Urban Innovations and Best Practices[R]. 2010.
https://www.adb.org/sites/default/files/publication/27862/urbandev-prc-nov2010-wastewater.pdf

[44] AT & T. AT & T and City of San Jose Form Smart Cities Public-Private Partnership[EB/OL]. 2018.
http://about.att.com/story/san_jose_public_private_partnership.html

[45] HUNTER B. No free bridge[EB/OL]. Economic Policy Institute. 2017.
https://www.epi.org/publication/no-free-bridge-why-public-private-partnerships-or-other-innovative-financing-of-infrastructure-will-not-save-taxpayers-money/

[46] CITY OF SANDY SPRINGS. Public Private Partnership[EB/OL]. City History and Culture. 2018.
http://www.sandyspringsga.gov/government/city-history-and-culture/public-private-partnership

[47]　MARQUES I. How Do You Build Effective Public-Private Partnerships?[EB/OL]. YALE INSIGHTS. Yale School of Management 2017.
https://insights.som.yale.edu/insights/how-do-you-build-effective-public-private-partnerships

[48]　DONG Z, WANG M, YANG X. Comparative study of China and USA public private partnerships in public transportation[J]. Journal of Modern Transportation, 2016, 24(3): 215-223.

[49]　FERNANDO D, WIJEYARATNE P, WICKREMASINGHE R, et al. Use of a public-private partnership in malaria elimination efforts in Sri Lanka: a case study[J]. BMC Health Services Research, 2018, 18(1), 202. doi: 10.1186/s12913-018-3008-y.

[50]　INDEPENDENT EVALUATION GROUP. World Bank Group Support to Public-Private Partnerships: Lessons from Experience in Client Countries[R]. 2015, FY02-12.

第五章

[51]　上海市卫生健康委员会, 上海市中医药管理局. 健康城市相关内容[EB/OL].
https://wsjkw.sh.gov.cn/xxgk/

[52]　新北市政府. 新北宜居乐活城. 第九届健康城市暨高龄友善城市活动手册[R].

[53]　CITY OF COPENHAGEN. Health Policy 2015—2025[EB/OL]. 2015.
https://www.kk.dk/sites/default/files/HEALTH%20POLICY%202015—2025.pdf

[54]　CITY OF CHICAGO. HEALTHY CHICAGO 2.0. Partenering to Improve Health Equity 2016—2020[EB/OL]. 2016.
https://www.chicago.gov/content/dam/city/depts/cdph/CDPH/HC2.0Plan_3252016.pdf

[55]　MCCAY L, SUZUKI E, CHANG A. Urban design and mental health in Tokyo: a city case study[J]. Journal of Urban Design and Mental Health. 2017, 3: 4.
https://www.urbandesignmentalhealth.com/journal-3---tokyo-case-study.html

[56]　HO G, PARKER J. Avian influenza: risk, preparedness and the roles of public health nurses in Hong Kong[J]. Nursing Inquiry 2006, 13: 2-6. doi: 10.1111/j.1440-1800.2006.00301.x

[57] DITTRICH C. Street Food, Food Safety and Sustainability in an Emerging Mega City: Insights from an Empirical Study in Hyderabad, India[M]//XAXA V, SAHA D, Singha. Work, Institutions and sustainable livelihood. Palgrave Macmillan, 2017: 227–248.

[58] MITLIN D. Addressing urban poverty: increasing incomes, reducing costs, and securing representation[J]. Development in Practice 2000, 10, 204–215. doi: 10.1080/09614520050010232.

[59] DABAN F, PASARIN M I, BORRELL C, et al. Barcelona Salut als Barris: Twelve year's experience of tackling social health inequalities through community–based interventions[J]. Gaceta Sanitaria 2021, 35: 282–288, doi:10.1016/j.gaceta.2020.02.007

[60] "厦门模式"的健康医疗云：蜕变和未来[EB/OL]. 中国医疗. 2015.
http://med.china.com.cn/content/pid/17285/tid/7

[61] 厦门市卫生健康委员会.厦门医疗"大数字"打通就医环节，开启智慧服务模式[EB/OL].
https://hfpc.xm.gov.cn/xwzx/mtbd/201804/t20180420_1872670.htm

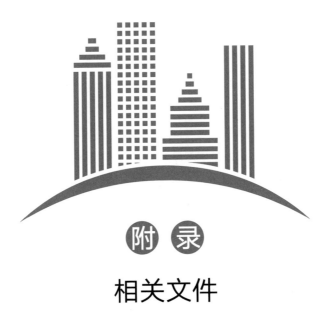

相关文件

1. 《国务院关于进一步加强新时期爱国卫生工作的意见》国发〔2014〕66号
2. 《关于开展健康城市健康村镇建设的指导意见》全爱卫发〔2016〕5号
3. 《全国爱卫办关于开展健康城市试点工作的通知》全爱卫办发〔2016〕4号
4. 《关于在健康城市健康村镇建设中充分发挥青少年事务社会工作专业人才和青年志愿者作用的通知》全爱卫办发〔2017〕2号
5. 《全国爱卫会关于印发全国健康城市评价指标体系（2018版）的通知》全爱卫发〔2018〕3号
6. 《关于推进健康企业建设的通知》全爱卫办发〔2019〕3号
7. 《全国爱卫办关于全国健康城市评价结果的通报》全爱卫办函〔2019〕24号
8. 《国务院关于深入开展爱国卫生运动的意见》国发〔2020〕15号
9. 《健康城市上海共识》

国务院关于进一步加强新时期爱国卫生工作的意见

国发〔2014〕66号

各省、自治区、直辖市人民政府，国务院各部委、各直属机构：

党的十八大明确提出，开展爱国卫生运动，促进人民身心健康。党的十八届三中、四中全会作出全面深化改革、全面推进依法治国的重大战略部署，对深化医药卫生体制改革、创新社会治理、促进人的全面发展提出明确要求。国务院强调把爱国卫生工作深入持久地开展下去，进一步提高群众的健康意识和健康水平。为贯彻落实党的十八大、十八届三中、四中全会精神和国务院决策部署，进一步加强新时期爱国卫生工作，不断改善城乡环境，提高人民健康水平，推动经济社会协调发展，现提出以下意见：

一、深刻认识新时期爱国卫生工作的重要意义

爱国卫生运动是党和政府把群众路线运用于卫生防病工作的伟大创举和成功实践，是中国特色社会主义事业的重要组成部分。长期以来，在党和政府的坚强领导下，爱国卫生工作始终以解决人民群众生产生活中的突出卫生问题为主要内容，将我国的政治优势、组织优势、文化优势转化为不断增进人民群众健康福祉的具体行动，有力推动了全民族文明卫生素质的提高，不断满足了人民群众日益增长的身心健康需求，赢得了广大群众和国际社会的高度评价。

随着我国经济社会快速发展，爱国卫生工作面临一些新情况、新问题。一是健康影响因素日益复杂。我国地区、城乡之间发展不平衡，一些地方卫生基础设施不健全、环境卫生脏乱差的问题仍然比较突出。同时，随着工业化进程加快，环境污染日益严重，食品、饮水安全问题时有发生，群众生产生活方式发生了很大变化，影响健康的因素日益增多。二是城市卫生管理面临严峻挑战。随着城镇化快速发展，大中城市人口过快增加、交通堵塞、公共服务不足、居民精神压力大等威胁健康的"城市病"逐渐凸显，城市卫生综合管理和服务能力难以适应发展需要，寓健康于所有公共政策的社会大卫生工作格局尚未形成。三是群众健康素养有待提升。随着生活水平显著提升，人民群众对身心健康有了更高期待，但权威、科学、准确的健康知识获取途径尚不通畅，健康教育的针对性和有效性不强，吸烟、过量饮酒、缺乏运动、膳食不

合理等不健康生活方式较为普遍。四是爱国卫生工作方式亟需改进。随着社会结构变动和利益格局调整，人们的价值观念、行为方式发生巨大变化，给传统爱国卫生工作方式带来很大挑战。与新时期的要求相比，爱国卫生工作还存在法制化水平不高、协调功能不充分、群众工作方法有待创新、基层能力弱化等薄弱环节。

做好新时期的爱国卫生工作，是坚持以人为本、解决当前影响人民群众健康突出问题的有效途径，是改善环境、加强生态文明建设的重要内容，是建设健康中国、全面建成小康社会的必然要求。各地区、各部门要进一步提高对爱国卫生工作重要性的认识，继承和发扬爱国卫生运动优良传统，适应新形势新任务，不断丰富工作内涵，完善工作机制，创新工作方法，以改革创新的精神切实加强新时期爱国卫生工作。

二、新时期爱国卫生工作的指导思想和总体目标

（一）指导思想。以邓小平理论、"三个代表"重要思想、科学发展观为指导，深入贯彻落实党的十八大和十八届三中、四中全会精神，结合深化医药卫生体制改革，坚持政府领导、部门协作、群众动手、社会参与、依法治理、科学指导，全面推进改革创新，充分发挥群众运动的优势，着力治理影响群众健康的危害因素，不断改善城乡环境，切实维护人民群众健康权益，为经济社会协调发展提供有力保障。

（二）总体目标。通过广泛开展爱国卫生运动，城乡环境卫生条件明显改善，影响健康的主要环境危害因素得到有效治理；人民群众文明卫生素质显著提升，健康生活方式广泛普及；有利于健康的社会环境和政策环境进一步改善，重点传染病、慢性病、地方病和精神疾病等公共卫生问题防控干预取得明显成效，城乡居民健康水平明显提高。

三、努力创造促进健康的良好环境

（一）深入开展城乡环境卫生整洁行动。结合社会主义新农村建设、美丽乡村建设、改善农村人居环境和农村社区建设试点工作，以农村垃圾污水处理和城市环境卫生薄弱地段整治为重点，持续深入开展整洁行动，统筹治理城乡环境卫生问题。推行县域城乡生活垃圾和污水统筹治理，实施统一规划、统一建设、统一管理、统一运行，有条件的地方推进城镇垃圾污水处理设施和服务向农村延伸，不断提高对生活垃圾和污水进行处理的行政村比例。推行垃圾分类收集处理和资源回收利用，逐步实现垃圾处理减量化、资源化、无害化。防治畜禽养殖污染，推进畜禽粪污综合治理

利用，加强病死畜禽无害化收集处理，规范农药包装物、农膜等废弃物处置，大力推广秸秆综合利用，严禁秸秆随意焚烧。严格活禽市场准入，监督规范活禽经营市场秩序，逐步推行"禽类定点屠宰、白条禽上市"制度。开展生态清洁型小流域治理，改善农村河道水环境。以雾霾频发地区为重点，坚持源头管控，狠抓细颗粒物和可吸入颗粒物综合治理。制订或修订村规民约，落实清扫保洁制度，组织开展义务劳动，清理乱堆乱放，拆除违章建筑，疏浚坑塘河道，营造清洁有序、健康宜居的生产生活环境。

（二）切实保障饮用水安全。建立从水源地保护、自来水生产到安全供水的全程监管体系，强化水质检测监测，确保饮用水安全。加强饮用水水源保护和管理，开展饮用水水源地规范化建设，实施水源保护区污染综合整治。加快全国城镇供水设施改造和建设，加强农村特别是重点寄生虫病流行区和地方病病区饮水安全工程建设，建立健全供水设施维护的长效机制，进一步提高供水水质。在有条件的地方，优先采取城镇供水管网向农村延伸或建设跨村、跨乡镇连片集中供水工程等方式，大力发展规模化集中供水，统筹解决农村学校的饮水安全问题。加强饮用水卫生监测能力建设，抓紧建立覆盖城乡的饮用水卫生监测网络，逐步实现地市级地区具备《生活饮用水卫生标准》（GB 5749—2006）规定的全部106项水质指标检测能力，县级地区具备水质常规指标的检测能力。

（三）加快农村改厕步伐。坚持因地制宜、集中连片、整村推进，加快农村无害化卫生厕所建设进程，力争到2020年东部地区和有条件的中西部地区基本完成农村户厕无害化建设改造，有效预防控制肠道传染病、寄生虫病的发生流行。农村新建住房和保障性安居工程等项目要配套建设无害化卫生厕所，中小学校、乡镇卫生院、社区综合服务中心、集贸市场、乡镇政府机关等公共场所和旅游景点、铁路公路沿线要建设无害化卫生公厕。加强改厕后续服务和管理，教育和引导农民使用卫生厕所，建立卫生厕所建、管、用并重的长效管理机制。加强改厕适宜技术研究，在有条件的农村地区推广粪便统一收集、集中处理的"四格式生态厕所"等新技术。发挥财政资金的引导作用，合理整合项目资源，有效调动社会力量参与，形成多方投入的改厕筹资模式。

（四）科学预防控制病媒生物。建立健全病媒生物监测网络，定期开展监测调查，有针对性地组织开展"除四害"活动。实施以环境治理为主的综合预防控制策略，清除病媒生物滋生地，防止登革热、流行性出血热等病媒生物传播疾病的发生流行。加强边境口岸病媒生物监测与预防控制，最大限度防止病媒生物跨境传播。加强病媒生物预防控制药物、器械和技术研究，完善管理规范和技术标准，提高预防控制效果，减少环境污染。病媒生物预防控制使用的药物、器械必须符合国家的相关规定，严禁使用违禁药物。推进病媒生物预防控制服务市场化发展，规范服务行为。

四、全面提高群众文明卫生素质

（一）加强健康教育和健康促进。培育和践行社会主义核心价值观，大力开展讲卫生、树新风、除陋习活动，摒弃乱扔、乱吐、乱贴、乱行等不文明行为，提高群众文明卫生意识，营造社会和谐、精神文明的社会新风尚。加大新闻媒体无偿开展卫生防病知识公益宣传力度，将健康教育纳入国民教育体系，结合各类健康主题日，组织开展经常性宣传教育活动。创新健康教育的方式和载体，充分利用互联网、移动客户端等新媒体传播健康知识，提高健康教育的针对性、精准性和实效性。加强健康教育的内容建设，组织发布科学防病知识，及时监测纠正虚假错误信息，坚决取缔虚假药品等广告、打击不实和牟利性误导宣传行为。继续实施健康中国行、全民健康素养促进行动、全民健康生活方式行动、全民健康科技行动等活动，打造一批健康教育的品牌活动。医疗卫生机构在提供诊疗服务时要积极开展健康教育，推动重点人群改变不良生活习惯，形成健康生活方式。

（二）推进全民健身活动。建设健康步道、健康主题公园等支持性环境，改善城乡居民运动健身条件，提高公共体育设施的开放率和利用率，形成覆盖城乡比较健全的全民健身公共服务体系。加强青少年体育工作，着力提高青少年体质，在政策、措施上加大对青少年体质健康的扶持力度，学生在校期间每天至少参加1小时的体育锻炼活动。加强职工体育，推动机关、企事业单位落实工间操制度，建立职工健身团队，开展符合单位特点的健身和竞赛活动。加强全民健身科学研究，推广体质监测和科学健身方法，指导个人根据体质和健康状况开展适合的健身活动，提高群众科学健身水平。开展形式多样的社区健身活动，建立激励机制，引导和鼓励群众经常、持久地参加健身活动。发挥中医治未病优势，大力推广和规范传统养生健身活动。

（三）落实控烟各项措施。积极开展控烟宣传教育，研究改进烟盒健康警语和标识，提高公众对烟草危害的正确认识，促进形成不吸烟、不敬烟、不劝烟的社会风气。各级领导干部要主动发挥带头表率作用，模范遵守公共场所禁烟规定。严格落实不向未成年人售烟的有关法律规定，将青少年作为吸烟预防干预的重点人群，努力减少新增吸烟人群。开展戒烟咨询热线和戒烟门诊等服务，提高戒烟干预能力。认真履行《烟草控制框架公约》，全面推行公共场所禁烟，创建无烟医疗卫生机构、无烟学校、无烟单位，努力建设无烟环境。

五、积极推进社会卫生综合治理

（一）深入推进卫生城镇创建。将卫生城镇创建作为提高城镇卫生管理水平的有效载体，推动形成卫生计生、城建、环保、交通、农业、工商、食品药品监管等部门齐抓共管、全社会广泛参与的工作格局，加快卫生基础设施建设，健全卫生管理长效机制，有效破解城镇卫生管理难题。各地要根据实际情况，制定科学合理的创建目标和实施方案，量力而行开展创建工作，提高卫生城镇创建质量，避免"形象工程"等问题。加强对卫生城镇创建的技术指导和监督管理，改进评价标准和办法，完善退出机制，对卫生城镇实行动态管理。发挥卫生城镇创建的典型示范作用，带动城乡人居环境质量的整体提升。争取到2020年，国家卫生城市数量提高到全国城市总数的40%，国家卫生乡镇（县城）数量提高到全国乡镇（县城）总数的5%。

（二）探索开展健康城市建设。结合推进新型城镇化建设，鼓励和支持开展健康城市建设，努力打造卫生城镇升级版，促进城市建设与人的健康协调发展。根据城市发展实际，编制健康城市发展规划，围绕营造健康环境、构建健康社会、培育健康人群等重点，将健康政策相关内容纳入城市规划、市政建设、道路交通、社会保障等各项公共政策并保障落实。紧密结合深化医改，不断优化健康服务，大力推进基本公共卫生服务均等化，促进卫生服务模式从疾病管理向健康管理转变。推动健康城市理念进社区、进学校、进企业、进机关、进营院，提高社会参与程度。借鉴国际经验，建立适合我国国情的健康城市建设指标和评价体系，组织第三方专业机构开展建设效果评价，研究推广健康城市建设的有效模式。

六、提高爱国卫生工作水平

（一）积极发挥爱国卫生运动在疾病防控中的统筹协调作用。在传染病、地方病、慢性病、精神疾病等疾病防控工作中，要充分发挥各级爱国卫生运动委员会的组织协调作用，推动相关部门各负其责、协作配合，共同落实传染源管理、危险因素控制、防病知识普及、社会心理支持等综合防控措施。落实预防为主的方针，根据疾病流行规律和研判情况，发挥爱国卫生工作的独特优势，及早动员部署，调动各方力量，从源头上控制疾病的发生与传播。坚持群防群控，发挥乡镇（街道）、城乡社区、机关、企事业单位等基层爱国卫生机构队伍的群众工作优势，强化专业防控和群众参与的协作配合，形成共同防治疾病、促进健康的工作格局。协调做好突发公共卫生事件处置、重大疫情防控、大型活动卫生防疫保障等工作。在重大自然灾害应对中组织开展环境和饮用水消毒、食品安全保障、病媒生物预防控制和垃圾粪便收集处理等工作，确保大灾之后无大疫。

（二）提高爱国卫生工作依法科学治理水平。深入开展政策研究，注重经验总结，提炼工作规律，形成可推广的爱国卫生理论成果。适应新的形势需要，研究推进爱国卫生相关立法工作，将实践证明行之有效的经验和好的做法及时上升为法律，进一步完善法律法规制度和标准体系。贯彻实施传染病防治法等法律法规，切实采取措施将各项法律制度落到实处，提高依法行政、依法治理水平。加强爱国卫生相关法律法规普法教育，推动领导干部、工作人员和广大群众自觉守法。加强信息化建设，推进爱国卫生相关基础数据在部门间信息共享，强化信息资源开发利用。开展国际交流与合作，学习借鉴健康管理、健康促进等方面的先进理念和技术，推介我国爱国卫生运动取得的成绩。

（三）改革创新动员群众的方式方法。建立政府和市场有机结合的机制，通过政府转移职能和购买服务等方式，鼓励和吸引社会力量参与环境整治、改水改厕、病媒生物预防控制、健康教育等工作。改进爱国卫生活动形式和内容，动员单位、社会组织和个人通过捐赠、创办服务机构、提供志愿服务、参加义务劳动等方式，参与爱国卫生公益活动。探索推广居民健康自我管理小组、病友互助小组、健身小组、社区健康讲堂等有效形式，发挥群众组织在自我教育、自我管理、自我服务等方面的积极作用，为广大群众开展自我健康管理搭建平台、提供便利。大力宣传典型事迹和先进经验，按照国家有关规定对作出突出贡献的单位和个人予以表彰奖励，营造良好社会氛围。坚持开展爱国卫生月活动，每年确定一个主题，推动解决1~2个社会关注、群众关心的突出卫生问题。

（四）加强组织领导。各级人民政府要将爱国卫生工作作为一项重要民生工程，纳入经济社会发展规划，列入政府重要议事日程，定期研究解决爱国卫生工作中的重大问题。各级爱国卫生运动委员会要研究制订爱国卫生工作规划，每年召开会议，制订年度工作计划，研究部署重要工作任务。各成员单位要加强部门联动，按照职责分工落实年度工作计划和重点工作任务，形成推进工作的整体合力。各地要加强爱国卫牛运动委员会建设，健全爱国卫生组织体系，特别要加强基层工作能力建设，确保事有人干、责有人负。中央财政继续通过现行专项转移支付方式给予必要支持。加强人员培训和队伍建设，推进目标管理和责任制考核，不断提高工作水平。

全国爱国卫生运动委员会办公室要会同有关部门加强督导检查，掌握工作进展，定期交流信息，督促各项工作落到实处。对工作突出、成效明显的，要给予表扬；对工作不力的，要及时督促整改。各地要加强对爱国卫生工作的考核，考核结果作为综合考核评价领导班子和有关领导干部的重要依据。要畅通监督渠道，主动接受社会和公众监督，认真梳理、整改群众反映的问题，不断提高群众对爱国卫生工作的满意度。

国务院

2014年12月23日

关于开展健康城市健康村镇建设的指导意见

全爱卫发〔2016〕5号

　　健康城市是卫生城市的升级版，通过完善城市的规划、建设和管理，改进自然环境、社会环境和健康服务，全面普及健康生活方式，满足居民健康需求，实现城市建设与人的健康协调发展。健康村镇是在卫生村镇建设的基础上，通过完善村镇基础设施条件，改善人居环境卫生面貌，健全健康服务体系，提升群众文明卫生素质，实现村镇群众生产、生活环境与人的健康协调发展。建设健康城市和健康村镇，是新时期爱国卫生运动的重要载体，是推进以人为核心的新型城镇化的重要目标，是推进健康中国建设、全面建成小康社会的重要内容。根据《国务院关于进一步加强新时期爱国卫生工作的意见》（国发〔2014〕66号）部署，经国务院同意，全国爱国卫生运动委员会决定在全国开展健康城市和健康村镇建设，现提出如下意见：

一、总体要求

　　（一）指导思想。深入贯彻党的十八大和十八届三中、四中、五中全会精神，牢固树立并切实贯彻创新、协调、绿色、开放、共享的发展理念，以保障和促进人的健康为宗旨，将健康融入所有政策，通过建设健康城市、健康村镇，营造健康环境、构建健康社会、优化健康服务、发展健康文化，提高人群健康水平，促进经济社会可持续发展，推进健康中国建设，为全面建成小康社会作出贡献。

　　（二）基本原则。坚持以人为本，健康优先。坚持以人的健康为中心，针对当地居民的主要健康问题和健康需求，制定有利于健康的公共政策，将健康相关内容纳入城乡规划、建设和管理的各项政策之中，促进健康服务的公平、可及。

　　坚持政府主导，共建共享。发挥政府的组织优势，促进部门协作，鼓励、组织和引导机关、企事业单位、社区、家庭和居民参与健康城市、健康村镇建设活动，提高全社会的参与度，使健康福祉惠及广大群众。

　　坚持城乡统筹，典型示范。推进城乡公共资源均衡配置，促进基础设施和公共服务向农村地区、薄弱环节倾斜，缩小城乡差距，逐步实现城乡健康服务均等化。通过培育和推广典型经验，强化示范引领，扩大健康城市、健康村镇覆盖面，提升建设水平。

　　坚持问题导向，创新发展。找准城乡发展中影响健康的重点难点问题，科学施策，综合治理。因地制宜，积极探索，不断创新建设的策略、方法、模式，循序渐进推动健康城市、健康村镇持续发展。

（三）工作目标。通过建设环境宜居、社会和谐、人群健康、服务便捷、富有活力的健康城市、健康村镇，实现城乡建设与人的健康协调发展。到2017年，建立健全健康城市和健康村镇建设管理机制，形成一套科学、有效、可行的指标和评价体系，推动各省（区、市）开展建设试点，基本形成可推广的建设模式。到2020年，建成一批健康城市健康村镇建设的示范市和示范村镇，以典型示范带动全国健康城市和健康村镇建设广泛深入开展，为建设健康中国奠定坚实基础。

二、重点建设领域

（一）营造健康环境。以满足人民群众日益增长的健康需求为出发点，根据资源环境承载能力，构建科学合理的城市布局，统筹城乡污水处理厂、垃圾无害化处理场、公共厕所等环境卫生基础设施的规划、设计和建设，做到科学合理、兼顾长远。推进主要污染物减排，推行清洁生产和发展循环经济。加强饮用水水源地保护，深入推进水生态环境治理和土壤污染防治，创新环境治理理念和方式，形成政府、企业、公众共治的环境治理体系，实现大气、水、土壤等环境质量总体改善。大力发展绿色建筑和低碳、便捷、安全的交通体系，提高节能水平。加大环境卫生综合治理力度，开展生活垃圾源头减量和分类收集处理，清除病媒生物滋生地，着力解决城乡环境脏乱差问题，创造整洁有序、健康宜居的环境。

（二）构建健康社会。保障城乡居民在教育、住房、就业、安全等方面的基本需求，不断提高人民群众生活水平。建立更加公平更可持续的社会保障制度，扩大社会保障覆盖范围，基本养老、基本医疗保险保障人群实现基本覆盖，逐步缩小城乡、区域、群体之间的社会保障待遇差别。建立健全基本公共服务体系，促进基本公共服务均等化，努力实现基本公共服务城镇常住人口全覆盖。统筹城市和农村养老资源，促进基本养老服务均衡发展。建设以居家为基础、社区为依托、机构为补充的多层次养老服务体系。着力保障特殊困难老人的养老服务需求，确保人人享有基本养老服务。建立覆盖全过程的农产品和食品药品监管制度，保障饮食用药安全。健全社会救助体系，支持慈善事业发展，逐步拓展社会福利保障范围，保障老年人、残疾人、孤儿等特殊群体有尊严地生活和平等参与社会发展。

（三）优化健康服务。建立健全基本医疗卫生服务体系，实现人人享有基本医疗卫生服务。深化医药卫生体制改革，建立现代医院管理制度和分级诊疗制度，加强基层卫生人才特别是全科医师队伍建设，补足医疗卫生服务的短板。加强疾病预防控制体系建设，提高疾病监测和干预能力，积极防治传染病、寄生虫病、慢性病、职业病、地方病和精神疾病等重大疾病。完善突发事件卫生应急机制，提高卫生应急能力，加强传染病监测预警，及时处置传染病疫情。加强口岸卫生检疫能力建设，严防外来重大传染病传入。提升中医医疗服务能力，发展中医养生保健服务，探索中医药与养老、旅游、文化等产业协同发展新业态。

（四）培育健康人群。强化妇幼健康和计划生育服务工作，实施综合干预措施，提高出生人口素质和妇女儿童健康水平。倡导社会性别平等，完善各项配套措施，实施好全面两孩政策，促进人口长期均衡发展。开展全民健身活动，提高群众身体素质。完善全民健身公共服务体系，加强全民健身场地设施建设，建设健康步道、健康广场、健康主题公园等支持性环境。保障中小学体育课时，大力开展青少年课外体育活动，加强青少年体育技能培训。加强健康教育和健康促进，普及健康素养知识与技能，定期开展健康素养监测调查，评价干预效果。引导居民建立合理膳食、适量运动、戒烟限酒和心理平衡的健康生活方式，增强群众维护和促进自身健康的能力。

（五）发展健康文化。充分利用各种大众传播媒介，开展多角度、多层次、全方位的健康知识宣传，在全社会倡导正确的健康理念。着力提高全民健康意识，移风易俗，改变陈规陋习和不健康的生活方式，把健康科学知识转变为群众能够理解接受、易于养成践行的良好行为习惯。加强中医药科普宣传，传播中医药健康文化，提升群众中医养生保健素养。大力倡导健康文化，鼓励和支持健康文化产业发展，创作出更多群众喜闻乐见的健康文化作品，不断满足人民群众日益增长的多层次健康文化需求。健全市民公约、村规民约等社会规范，宣传社会主义核心价值观，倡导公序良俗，让健康理念深入人心。

三、健康城市建设的重点任务

（一）开展健康"细胞"工程建设。以健康社区、健康单位和健康家庭为重点，以整洁宜居的环境、便民优质的服务、和谐文明的文化为主要内容，推进健康"细胞"工程建设，向家庭和个人就近提供生理、心理和社会等服务，倡导团结和睦的人际关系，提高家庭健康水平。以学校、企业、机关和事业单位等为重点，完善控烟措施，落实健康体检、职业健康检查、职业防护、安全管理等制度，营造相互尊重、和谐句容的单位文化，创造有益于健康的环境。

（二）建立健康管理工作模式。加强防治结合，建立健全全人群、全生命周期的健康管理组织体系。加快推进健康服务信息化建设，实现医疗服务、公共卫生和医疗保障等信息互联共享，以大数据支撑群体疾病预测和个体化服务。发挥中医预防保健优势，推动医疗服务从注重疾病治疗转向注重健康维护，发展治未病、中医特色康复等服务，探索开展中医特色健康管理。推进全民预防保健服务，对居民的健康危害因素及健康状况进行全面的监测、分析、评估、预测，通过疾病预防和治疗，实现有病早治、未病先防。

（三）完善环境卫生基础设施。加强城市污水和垃圾处理设施建设，逐步实现城市污水"全收集、全处理"，城市医疗废物集中处置，城市生活垃圾处理减量化、资源化和无害化。加快城市公厕建设，形成布局合理、数量充足、设施完善、管理规范的城市公厕服务体系。推广降尘、低尘清扫作业方式，扩大机械化清扫保洁作业范围，提升城市市政公用设施建设和管理水平。

（四）加强饮用水安全管理。严格饮用水水源保护，依法清理饮用水水源保护区内违法建筑和排污口，开展饮用水水源地规范化建设，定期进行安全评估。从水源到水龙头全过程监管饮用水安全，定期监测、检测和评估当地饮用水源、供水单位出厂水和用户水龙头水质等饮水安全状况，并按时向社会公布。城市水环境质量和水功能区水质达标率达到国家要求，切实落实消毒卫生措施，加强饮用水卫生监测、检测，提升饮用水水质，确保水质卫生安全。

（五）改善环境质量。加强大气污染综合防治，坚持源头管控，减少污染物排放，狠抓细颗粒物、可吸入颗粒物和臭氧综合治理。整治工业废气，加快重点行业脱硫、脱硝、除尘改造工程建设。积极发展城市公共交通，加强机动车环保管理，提升燃油品质，强化移动源污染防治。加强大气环境监测，定期公开城市环境空气质量情况。以改善水环境质量为核心，分流域、分区域、分阶段科学治理，推进水污染防治、水生态保护和水资源管理。保护和改善土壤环境，加强土壤污染风险管控，探索实施建设用地准入管理，防范人居环境风险。大力实施绿化美化亮化工程，推进生态园林建设，强化湿地等自然资源保护，营造良好生态环境。

（六）完善公共安全保障体系。强化治安防控、交通和消防管理，健全公共安全管理机制，完善应急体系，推进紧急医学救援网络建设，提高突发公共事件处置能力。落实安全生产责任制，防控职业危害风险，提高劳动者职业健康和安全水平。完善农产品质量安全监管体系，强化食品药品安全管理，防范食品药品安全事件发生。提高全民安全意识和应急自救能力，减少伤害特别是对青少年的伤害发生。

四、健康村镇建设的重点任务

（一）改善农村基础设施条件。完善道路、环卫、电力、通信、消防等基础设施，全面实施"硬化、绿化、亮化、美化、净化"，推进广播电视、通信等村村通和宽带普及。大力发展农村客运。全面推进农村垃圾治理，加大村镇垃圾清运设备和中转设施建设力度，乡镇应当建有垃圾转运站，普及密闭运输车辆，改造或停用露天垃圾池等敞开式垃圾收集场所、设施，因地制宜推进生活垃圾简单分类和资源化利用。采取城市管网延伸、集中处理和分散处理等多种方式，加快农村生活污水治理。

（二）加强农村改水改厕。加快实施农村饮水安全巩固提升工程，加强水源保护，突出工程管护机制建设，辅以新建改建措施，进一步提高农村饮水集中供水率、自来水普及率、供水保证率和水质达标率。推进城乡统筹区域供水，将城市供水管网和服务向农村延伸。加快农村无害化卫生厕所改造，农村新建住房要配套建设无害化卫生厕所。乡镇政府所在地、中小学、乡镇卫生院、集贸市场、公路沿线等区域要建设无害化卫生公厕。鼓励建设四格式生态厕所，提高粪便无害化处理和资源化利用水平。坚持集中连片、整村推进，统筹实施改水改厕、污水处理等项目，让农村居民喝上干净水、用上卫生厕所。

（三）深入开展环境卫生整洁行动。全面开展农村环境卫生综合整治，清理乱堆乱放，拆除违章建筑，疏浚坑塘河道。建立村庄保洁制度，通过购买服务等方式聘请保洁员。加强农业面源污染治理，强化畜禽养殖污染物的综合利用，防治畜禽养殖污染，加强病死畜禽无害化处理。推广生物有机肥、高效低毒低残留农药，禁止秸秆焚烧，引导开展秸秆综合利用工作，规范收集、处置农药包装物、农膜等废弃物。加强规范种植和绿色养殖，提升农产品质量安全水平，规范农产品流通市场。深入开展美丽宜居乡村建设，保护自然景观，加强绿化美化，建设有历史记忆、农村特点、地域特色、民族风格的美丽宜居村镇。深入推进卫生村镇创建活动，健全卫生管理长效机制，以乡带村，以村带户，有效破解农村卫生管理难题。

（四）加强农村医疗卫生服务。全面实施居民大病保险制度，完善医疗救助制度。强化农村疾病预防控制、妇幼保健等公共卫生工作，全面落实重大和基本公共卫生服务项目，重点控制严重危害农村居民的重大疾病。按照常住人口规模和服务半径科学布局基本医疗服务资源，每个行政村应当设置1个村卫生室，每个乡镇办好1所标准化建设的乡镇卫生院，方便农村居民就地就近看病就医。强化乡镇卫生院基本医疗卫生服务能力，提升急诊抢救、二级以下常规手术、正常分娩、高危孕产妇筛查、儿科等医疗服务能力，加强全科医学建设，在乡镇卫生院设立中医综合服务区（中医馆），在村卫生室全面推广中医药服务。加强乡村医生队伍建设，保证村卫生室正常运转，筑牢农村卫生服务体系网底。

（五）提高群众文明卫生素质。广泛开展健康教育活动，普及疾病防治和卫生保健知识，破除迷信，倡导科学文明健康的生活方式，引导和帮助农村居民养成良好的卫生习惯，依托农村社区综合服务设施拓展医疗卫生、健康教育和环境整治服务功能。健全完善乡村文化活动室、图书室、文化广场等场所，组织开展丰富多彩、健康向上的群众文化生活，积极发展乡村特色文化。建设农村体育健身场所和设施，培养农村文体骨干和体育健身志愿者，带动开展简便易行的群众性健身活动。

五、强化组织实施

（一）加强组织领导。各省（区、市）要将健康城市、健康村镇建设列入政府重要议事日程，加强统筹规划，明确部门职责和任务，扎实推进建设工作。各级爱国卫生运动委员会要充分发挥组织协调作用，建立健全政府主导、部门协作、社会参与的工作机制，确保各项任务措施落实到位。各有关部门在制定公共政策时，要充分考虑和评估对健康的影响，探索建立公共政策健康影响评价机制。

（二）制定发展规划。各地区要结合实际，研究制定健康城市和健康村镇发展规划。要通过开展健康影响因素评价、居民健康状况调查等方式，对本地城乡建设和居民健康状况进行分析评估，明确主要健康问题和影响健康的主要因素，确定有针对性的干预策略和可行的阶段性目标，制定相应实施方案，确定阶段性评价指标和部门职责分工，分阶段、分步骤完成工作目标。

（三）开展社会动员。各地区要大力开展群众性爱国卫生运动，加强健康城市、健康村镇理念宣传，提高群众知晓率和支持率，推动社会力量积极参与、支持健康城市、健康村镇建设。保障财政对医疗卫生事业的基本投入，引导和支持社会资本参与项目建设，充分发挥社会组织和志愿者作用，形成各方力量有序参与健康城市、健康村镇建设的良好格局。

（四）加强效果评价和督导检查。全国爱国卫生运动委员会办公室要会同有关部门借鉴国际经验，建立适合我国国情的健康城市、健康村镇建设指标和评价体系，组织第三方专业机构进行健康城市建设效果评价，指导地方进行健康村镇建设效果评价；要加强督导检查，开展典型经验交流，总结推广健康城市、健康村镇建设的有效模式。各省（区、市）爱国卫生运动委员会及其办公室要加强对本行政区域内健康城市、健康村镇建设工作的指导和检查，组织开展对健康村镇建设情况的评估。

全国爱国卫生运动委员会

2016年7月18日

全国爱卫办关于开展健康城市试点工作的通知

全爱卫办发〔2016〕4号

各省、自治区、直辖市和新疆生产建设兵团爱卫办：

为贯彻落实全国卫生与健康大会精神及《"健康中国2030"规划纲要》，深入推进健康城市健康村镇建设工作，为健康中国目标的实现奠定良好基础，按照全国爱卫会《关于开展健康城市健康村镇建设的指导意见》中"开展建设试点，形成可推广建设模式"的要求，全国爱卫办决定在全国开展健康城市试点工作。现就有关事项通知如下：

一、全国试点城市

根据全国爱卫办《关于做好健康城市健康村镇建设工作的通知》（全爱卫办发〔2016〕3号）要求，各省（区、市）已确定了省级健康城市试点并报送全国爱卫办备案。在此基础上，经各省（区、市）推荐，全国爱卫办确定38个国家卫生城市（区）作为全国健康城市建设首批试点城市（名单见附件）。

二、试点工作内容

（一）探索可推广的健康城市建设模式。各试点城市要切实落实全国卫生与健康大会精神和《"健康中国2030"规划纲要》，按照全国爱卫会《关于开展健康城市健康村镇建设的指导意见》要求，将健康城市建设作为政府的优先发展战略，建立工作机制，出台政策文件，制定健康城市发展规划，提出阶段性目标和建设项目，加强健康"细胞"工程建设，将健康融入城市规划、建设、管理的全过程，持续改进自然环境、社会环境和健康服务，使健康城市建设取得实效，使广大人民群众得到实惠，形成可向全国推广的健康城市建设模式。

（二）开展理论创新和实践探索。各试点城市要先行先试，发挥基层首创精神，创新工作思路，探索解决健康问题的新方法、新途径，推动健康城市创新发展。要结合本地实际，进一步研究充实健康环境、健康社会、健康服务、健康文化和健康人群等"五大健康"的具体内容，完善政策措施。要积极探索健康社区、健康村镇、健康单位、健康家庭等健康"细胞"工程建设以及全民健康管理工作模式等重点工作内容的落实形式，深入挖掘和总结提炼好的做法和成功案例，扩展健康城市理论，推广成熟实践经验。要加强特色建设，因地制宜搞好自选动作，努力建设贴近需求、富有特色、群众认可的健康城市。

（三）承担全国健康城市试点工作。各试点城市要积极总结试点工作情况，向全国爱卫办提出意见和建议。同时，要按照全国爱卫办要求，积极承担健康城市相关调研评价、政策研究、具体试点项目等工作。

三、有关工作要求

（一）加强组织领导。各试点城市要高度重视试点工作，建立完善组织机构和工作网络，制定和细化试点工作方案，明确各部门职责分工和重点任务，加强督导检查和绩效考核，确保试点工作取得实效。

（二）建立信息报告和工作交流机制。各试点城市要加强信息报告工作，及时报告试点工作进展情况。同时要定期开展工作总结，研究分析工作中存在的问题，提出工作意见和建议，并在每年6月和12月将试点工作总结通过省级爱卫办报全国爱卫办汇总。全国爱卫办每年将至少组织1～2次试点工作经验交流活动，并通过适当形式，汇总各试点城市好的做法，在全国进行推广，并开展广泛的社会宣传。

（三）推进省级试点工作。各省（区、市）爱卫办要结合本通知要求，进一步推进省级健康城市试点工作。试点工作情况，每半年要形成总结报告报全国爱卫办。

联系人：全国爱卫办 王璐

联系电话：010-68792663

传真：010-68792516

邮箱：qgawb010@163.com

附件：全国健康城市试点市名单

全国爱卫办

2016年11月1日

附件

全国健康城市试点市名单

北　京	西城区
天　津	和平区
河　北	迁安市
山　西	侯马市
内蒙古	包头市
辽　宁	大连市
吉　林	长春市
黑龙江	大庆市
上　海	嘉定区
江　苏	苏州市、无锡市、镇江市
浙　江	杭州市、宁波市、桐乡市
安　徽	马鞍山市
福　建	厦门市
江　西	宜春市
山　东	济南市、威海市、烟台市
河　南	郑州市
湖　北	宜昌市
湖　南	资兴市
广　东	珠海市
广　西	南宁市
海　南	琼海市
重　庆	合川区
四　川	成都市、泸州市
贵　州	贵阳市
云　南	玉溪市
西　藏	拉萨市
陕　西	宝鸡市
甘　肃	金昌市
青　海	格尔木市
宁　夏	银川市
新　疆	克拉玛依市

关于在健康城市健康村镇建设中充分发挥青少年事务社会工作专业人才和青年志愿者作用的通知

全爱卫办发〔2017〕2号

各省、自治区、直辖市和新疆生产建设兵团爱卫办、团委、文明办、民政厅（局）、卫生计生委（卫生局）：

为进一步贯彻落实全国卫生与健康大会精神和《"健康中国2030"规划纲要》，深入开展健康城市健康村镇建设，充分发挥青少年事务社会工作专业人才和青年志愿者的作用，动员发动广大青少年积极参与健康城市健康村镇建设，现就有关工作通知如下。

一、加强组织领导

青少年事务社会工作专业人才和青年志愿者是构建社会主义和谐社会、加强和创新社会治理的重要力量，也是创新发展新时期群众动员方式方法、推进健康城市健康村镇建设的重要力量。各地要进一步提高认识，充分发挥党委政府主导作用，加强组织领导，健全工作机制，在健康城市健康村镇建设中充分发挥好青少年事务社会工作专业人才和青年志愿者的作用。

全国健康城市试点市要将培育和引导青少年事务社会工作专业人才和青年志愿者作为试点工作的重要内容，纳入健康城市健康村镇总体规划和建设布局，积极开展实践探索，通过出台相关政策、加大政府购买服务力度等方式提供政策和资源支持。各试点市在试点工作定期报告中，要将发挥青少年事务社会工作专业人才和青年志愿者作用情况进行认真总结。其他城市要结合本地实际，积极引导和支持青少年事务社会工作专业人才和青年志愿者参与健康城市健康村镇建设，并及时总结报送典型经验。

二、实化工作内容

各地要按照"五个一"的要求，培育和扶持社会工作和志愿者队伍，实化工作内容，开展好社会公益服务活动。

一是培育一批青少年事务社会工作服务机构。试点城市要加强部门沟通合作，以服务健康城市健康村镇建设为目标，通过支持依法登记、完善扶持政策、强化资金支持、落实财税优惠政策等方式争取培育3～5个管理规范、服务专业、作用明显、公信力强的青少年事务社会工作服务机构。

二是开发一批青少年事务社会工作专业岗位。试点城市中的每个县（市、区）至少开发1个与爱国卫生工作相关的青少年事务社会工作专业岗位，鼓励条件较好的街道（乡镇）和城乡社区开发青少年事务社会工作专业岗位，不断探索完善青少年事务社会工作专业人才的激励保障机制。

三是培养一支青少年事务社会工作人才队伍。通过组织举办专题培训班、开展实践实训等方式，不断提高青少年事务社会工作从业人员运用社会工作专业理念、方法和技能开展服务的能力。引导社会工作专业人才在培育社区社会组织、设计活动方案、开展项目管理以及协助做好志愿者招募、注册、培训等方面发挥作用，促进健康城市健康村镇建设。

四是培育一支青年志愿者队伍。要以实际需求为导向，从当地城乡社区、企事业单位、大中专院校、青年社会组织中招募青年志愿者，开展健康城市健康村镇建设相关志愿服务。鼓励有条件的地方在现有志愿服务组织中成立爱国卫生相关志愿服务分队，由爱卫办、共青团、文明办共同管理和指导。通过集中培训、交流观摩、案例分析等方式，加强对青年志愿者的专业知识和工作技能培训。

五是实施一批社会公益项目。围绕健康城市健康村镇建设的重点领域，设计实施一批社会公益项目，通过政府购买服务、资金补贴等方式，支持引导青年社会组织积极参与健康城市健康村镇建设。

三、加大社会宣传和群众动员力度

各地要以群众健康需求为导向，不断创新动员群众的方式方法。要将青少年事务社会工作专业人才和青年志愿者作为新时期动员群众的一支生力军，充分发挥青少年事务社会工作专业人才的专业优势，探索建立"社工+青年志愿者"联动机制，提高健康城市健康村镇建设的社会化动员能力和专业化工作水平，并通过青年志愿者带动广大志愿者以及社会各界力量参与健康城市健康村镇建设。

要结合健康家庭、健康单位、健康学校、健康社区等健康"细胞"工程建设以及保护母亲河行动等品牌项目，发挥青少年事务社会工作专业人才在资源链接、项目策划等方面作用，组织引导广大青年志愿者在机关企事业单位、学校、社区广泛开展清洁卫生、绿化美化、环境保护、资源节约、运动健身、健康服务等群众性活动，倡导健康新风尚，营造文明向上社会氛围。

四、抓好工作任务落实

各地爱卫办、共青团、文明办、民政厅（局）、卫生计生委（卫生局）要建立长效合作机制，明确职责分工，加强协调配合，找准工作切入点，结合本地实际，制定切实可行的实施方案，因地制宜开展工作。要明确激励约束措施，定期开展检查督导，确保各项工作取得扎实成效。

各级爱卫办负责将青少年事务社会工作专业人才和青年志愿者工作纳入健康城市健康村镇总体工作部署，积极争取当地政府支持，充分发挥爱卫会统筹协调作用，搭建有效工作平台。共青团组织负责青少年事务社会工作专业人才和青年志愿者队伍的招募、培养、使用等管理培训工作和具体项目的设计实施。文明办负责建立健全支持和发展志愿服务组织的长效机制。民政部门负责支持推进青少年事务社会工作专业人才和青年志愿者队伍建设。卫生计生部门负责在医疗卫生服务、健康促进和教育等工作中，发挥好青少年事务社会工作专业人才和青年志愿者作用，并提供专业知识培训和技术支持。全国爱卫办、共青团中央、中央文明办、民政部、国家卫生计生委将对各地工作落实情况开展督导检查，并适时组织召开经验交流会，总结推广各地的好经验、好做法。

全国爱卫会办公室

共青团中央

中央文明办

民政部

国家卫生计生委

2017年5月17日

全国爱卫会关于印发全国健康城市评价指标体系（2018版）的通知

全爱卫发〔2018〕3号

各省、自治区、直辖市和新疆生产建设兵团爱卫会，全国爱卫会各成员单位：

为深入贯彻党的十九大精神，落实全国卫生与健康大会部署及《"健康中国2030"规划纲要》，深入推进健康城市健康乡村建设取得实效，按照国务院《关于进一步加强新时期爱国卫生工作的意见》中关于"建立适合我国国情的健康城市建设指标和评价体系"的要求，全国爱卫会组织制定了《全国健康城市评价指标体系（2018版）》（可从国家卫生健康委员会网站下载）。现印发给你们，并就有关事项通知如下：

一、 充分认识健康城市评价工作的重要意义

科学评价健康城市发展水平，对于指导各地总结健康城市建设经验，及时发现薄弱环节，有针对性地改进工作具有十分重要的指导意义。各地要进一步加强组织领导，提高对健康城市评价工作重要性的认识，深入、透彻地理解健康城市建设评价指标体系，以提高城市治理水平、满足人民群众对美好生活的向往为工作导向，通过健康城市指标推动落实健康中国目标，进一步明确健康城市建设目标任务，加大工作力度，切实推动健康城市建设取得新的更大成效。

二、 认真做好全国健康城市评价工作

各地要详细掌握各指标的定义、计算方法和数据来源，对照指标体系逐项梳理本地区指标完成情况，对于目前还不能获得城市层面数据的，要按照要求尽快建立起监测系统。2018年，全国爱卫办将组织对各地开展培训工作，并委托第三方专业机构对全国首批38个健康城市试点市进行测试评价，在此基础上，进一步完善指标权重和计算方法后，将对全国所有国家卫生城市开展评价工作。各省级爱卫会要积极组织参加好全国培训，并按照有关要求认真组织和指导各城市如实填报评价指标数据，把好数据质量关。

三、 组织开展好本地区健康乡村评价工作

各地要按照实施乡村振兴战略的总体要求，坚持城乡统筹的原则，抓紧推进健康乡村建设和评价工作。要结合健康乡村试点进展情况，根据本地区经济社会发展实际、重点工作领域和特色，建立和完善本地区健康乡村建设规范和评价体系，定期组织对本地健康乡村建设情况进行第三方评价，以科学的评价推动健康乡村建设不断深入开展。全国爱卫办正在组织研究制定全国健康乡村建设指导规范，将适时印发。

各地要将《全国健康城市评价指标体系（2018版）》施行过程中遇到的问题和基层的意见建议，及时反馈全国爱卫办。全国爱卫会将在总结各地评价工作情况的基础上，根据经济社会发展实际，适时组织对指标体系进行修订调整。

附件：全国健康城市评价指标体系（2018版）

全国爱国卫生运动委员会

2018年3月28日

健康城市
建设方法与实践案例

附件

全国健康城市评价指标体系（2018 版）

全国爱卫办委托中国健康教育中心、复旦大学、中国社会科学院研究制定了《全国健康城市评价指标体系（2018版）》。指标体系架构见表1，指标解释见表2。

《全国健康城市评价指标体系（2018 版）》共包括5个一级指标，20个二级指标，42个三级指标。

表 1　健康城市评价指标体系架构

一级指标	二级指标	三级指标
健康环境	1. 空气质量	（1）环境空气质量优良天数占比
		（2）重度及以上污染天数
	2. 水质	（3）生活饮用水水质达标率
		（4）集中式饮用水水源地安全保障达标率
	3. 垃圾废物处理	（5）生活垃圾无害化处理率
	4. 其他相关环境	（6）公共厕所设置密度
		（7）无害化卫生厕所普及率(农村)
		（8）人均公园绿地面积
		（9）病媒生物密度控制水平
		（10）国家卫生县城（乡镇）占比
健康社会	5. 社会保障	（11）基本医保住院费用实际报销比
	6. 健身活动	（12）城市人均体育场地面积
		（13）每千人拥有社会体育指导员人数比例
	7. 职业安全	（14）职业健康检查覆盖率
	8. 食品安全	（15）食品抽样检验 3 批次/千人
	9. 文化教育	（16）学生体质监测优良率
	10. 养老	（17）每千名老年人口拥有养老床位数
	11. 健康细胞工程※	（18）健康社区覆盖率
		（19）健康学校覆盖率
		（20）健康企业覆盖率

续表

一级指标	二级指标	三级指标
健康服务	12. 精神卫生管理	（21）严重精神障碍患者规范管理率
	13. 妇幼卫生服务	（22）儿童健康管理率
		（23）孕产妇系统管理率
	14. 卫生资源	（24）每万人口全科医生数
		（25）每万人口拥有公共卫生人员数
		（26）每千人口医疗卫生机构床位数
		（27）提供中医药服务的基层医疗卫生机构占比
		（28）卫生健康支出占财政支出的比重
健康人群	15. 健康水平	（29）人均预期寿命
		（30）婴儿死亡率
		（31）5岁以下儿童死亡率
		（32）孕产妇死亡率
		（33）城乡居民达到《国民体质测定标准》合格以上的人数比例
	16. 传染病	（34）甲乙类传染病发病率
	17. 慢性病	（35）重大慢性病过早死亡率
		（36）18~50岁人群高血压患病率
		（37）肿瘤年龄标化发病率变化幅度
健康文化	18. 健康素养	（38）居民健康素养水平
	19. 健康行为	（39）15岁以上人群吸烟率
		（40）经常参加体育锻炼人口比例
	20. 健康氛围	（41）媒体健康科普水平
		（42）注册志愿者比例

※ 注释：将根据"健康细胞"建设进展情况适时纳入评价。

表 2　健康城市评价指标解释

序号	指标名称	指标定义	计算方法	口径范围	来源部门	备注
1	环境空气质量优良天数占比（%）	全市全年空气质量指数（AQI指数）≤100 的天数百分比	全市全年空气质量指数（AQI 指数）≤100 的天数／全年天数 ×100%	市域	生态环境（原环保）部门	按照《环境空气质量指数（AQI）技术规定》（HJ633-2012）执行
2	重度及以上污染天数（天）	全市全年空气质量指数 AQI>200 的天数	全市全年空气质量指数 AQI>200 的天数	市域	生态环境（原环保）部门	
3	生活饮用水水质达标率（%）	居民饮用水末梢水监测水质达到《生活饮用水卫生标准》规定指标要求的水样合格比例	检测饮用水末梢水常规指标达标的水样数/检测总水样数 ×100%	市域	卫生健康（原卫生计生）部门	
4	集中式饮用水水源地安全保障达标率（%）	区域内集中式饮用水水源地安全保障达标个数占总个数比例	达标饮用水水源地个数／集中式饮用水水源地总数 ×100%	市域	水利（水务）部门	
5	生活垃圾无害化处理率（%）	报告期内生活垃圾无害化处理量与生活垃圾产生量的比率	生活垃圾无害化处理量／生活垃圾产生量 ×100%	建成区	住房城乡建设（环境卫生）部门	
6	公共厕所设置密度（座／平方公里）	建成区单位面积内公共厕所数量	城市建成区内独立式和附属式公共厕所总数／建成区面积	建成区	住房城乡建设（环境卫生）部门	
7	无害化卫生厕所普及率（农村）（%）	使用无害化卫生厕所的农户数占农村总户数的比例	本地农村（不含县城）当年无害化卫生厕所户数／本地农村（不含县城）当年总户数 ×100%	农村	卫生健康（原卫生计生）、住房城乡建设等部门	
8	人均公园绿地面积（平方米／人）	建成区内公园绿地面积的人均占有量	建成区公园绿地总面积／当年建成区常住人口数	建成区	住房城乡建设（园林）部门	

续表

序号	指标名称	指标定义	计算方法	口径范围	来源部门	备注
9	病媒生物密度控制水平（%）	主要病媒生物鼠、蚊、蝇、蟑螂密度控制水平达到B级及以上的街道比例	（主要病媒生物密度控制水平达到B级的街道+达到A级的街道总数）/街道总数×100%	建成区	爱卫办	
10	国家卫生县城（乡镇占比%）	已创建成的国家卫生县城（乡镇）占市域范围内县城、自治县和乡镇级区划总数的比例	国家卫生县城（乡镇）个数/县、自治县和乡镇级区划总数×100%	市域	爱卫办	
11	基本医保住院费用实际报销比（%）	基本医保（职工医保、城乡居民医保、城镇居民医保、新农合）基金支付的住院费用占基本医保参保（合）者住院总费用的比例	本年度某项基本医保基金支付的住院费用/同年同项基本医保参保（合）者住院总费用×100%	市域	医疗保障（原人社）、卫生健康（原卫生计生）部门	
12	城市人均体育场地面积（平方米/人）	当地建成区常住居民人均体育场地面积	体育场地面积（室外+室内）/当年建成区内常住人口数	建成区	体育部门	无年度数据用最近普查
13	每千人拥有社会体育指导员人数比例（人/千人）	常住居民中每千人拥有社会体育指导员人数	社会体育指导员人数/常住人口数×1000	市域	体育部门	
14	职业健康检查覆盖率（%）	重点行业接触职业病危害的劳动者在岗期间应接受职业健康检查人员中实际开展职业健康检查的的比例	重点行业接触职业病危害的劳动者在岗期间职业健康检查人数/应接受职业健康检查人数×100%	市域	卫生健康部门	
15	食品抽样检验3批次/千人（批次/千人）	每千名常住人口食品抽样检验数量	年末辖区内组织食品抽样检验批次数/年末常住人口数×1000	市域	市场监管（原食品药品监管）部门	

序号	指标名称	指标定义	计算方法	口径范围	来源部门	备注
16	学生体质监测优良率(%)	学年体质综合评定总分80分以上(含80分)学生数占参加评定学生总数的比例	学年体质综合评定总分80分以上(含80分)学生数/参加评定学生总数×100%	市域	教育部门	
17	每千名老年人口拥有养老床位数(张/千人)	每个老年人口拥有的各类养老服务机构的床位数	各类养老服务机构的床位数/当地60岁及以上老年人口数×1000	市域	民政部门	
18	健康社区覆盖率(%)	健康社区数占辖区内所有社区数的比例	健康社区数/辖区内所有社区数×100%	市域	卫生健康(原卫生计生)、民政等部门	
19	健康学校覆盖率(%)	健康学校数占辖区内所有中、小学数的比例	健康学校数/辖区内所有中、小学数量之和×100%	市域	卫生健康(原卫生计生)、教育等部门	
20	健康企业覆盖率(%)	健康企业数占辖区内所有大、中型企业数的比例	健康企业数/辖区内所有大、中型企业数量之和×100%	市域	卫生健康(原卫生计生)、工业和信息化,工会等部门	
21	严重精神障碍患者规范管理率(%)	每年按照规范要求进行管理的确诊严重精神障碍患者数占所有登记在册的确诊严重精神障碍患者数的比例。严重精神障碍是指临床表现有幻觉、妄想、严重思维障碍、行为紊乱等精神病性症状,且患者社会生活能力严重受损的一组精神疾病	每年按照规范要求进行管理的确诊严重精神障碍患者数/所有登记在册的确诊严重精神障碍患者数×100%	市域	卫生健康(原卫生计生)部门	
22	儿童健康管理率(%)	年度辖区内接受1次及以上随访的0~6岁儿童数占年度辖区内0~6岁儿童数的百分比	年度辖区内接受1次及以上随访的0~6岁儿童数/年度辖区内0~6岁儿童数×100%	市域	卫生健康(原卫生计生)部门	

续表

序号	指标名称	指标定义	计算方法	口径范围	来源部门	备注
23	孕产妇系统管理率（%）	该地区该统计年度内，按系统管理程序要求，从妊娠至产后28天内有过早期产前检查和孕期间至少5次产前检查，新法接生和产后访视的产妇人数占该地区该统计年度内活产数的百分比	辖区内妊娠至产后28天内接受规定服务的总人数／该地区同期年度内的总活产数×100%	市域	卫生健康（原卫生计生）部门	
24	每万人口全科医生数（人／万人）	每万名常住人口拥有的全科医生人数	年末全科医生数／年末常住人口数×10000	市域	卫生健康（原卫生计生）部门	
25	每万人口拥有公共卫生人员数（人／万人）	每万名常住人口拥有的公共卫生工作人员的总数	年末专业公共卫生机构人员数／同年末常住人口数×10000（专业公共卫生机构包括疾病预防控制中心、专科疾病防治机构、妇幼保健机构、健康教育机构、卫生急救中心／站、采供血机构、卫生监督机构、计划生育技术服务机构）	市域	卫生健康（原卫生计生）部门	
26	每千人口医疗卫生机构床位数（张／千人）	每千名常住人口拥有的医疗卫生机构床位数	年末医疗卫生机构床位数／年末常住人口数×1000	市域	卫生健康（原卫生计生）部门	
27	提供中医药服务的基层医疗卫生机构占比（%）	能够提供中医药服务的基层医疗卫生机构（社区卫生服务中心、站，乡镇卫生院和村卫生室）的比例	（1）能够提供中医药服务的社区卫生服务机构、乡镇卫生院／所有社区卫生服务中心／卫生院总数×100%（2）能够提供中医药服务的村卫生室／所有村卫生室总数×100%	市域	卫生健康（原卫生计生）部门	

续表

序号	指标名称	指标定义	计算方法	口径范围	来源部门	备注
28	卫生健康支出占财政支出的比重（%）	卫生健康支出占财政支出的比例。反映政府的投入力度	卫生健康支出/财政支出×100%	市域	统计部门	
29	人均预期寿命（岁）	户籍人口0岁尚存者预期平均尚能存活年数	TX（生存总人年数）/ LX（尚存人数）	市域	卫生健康（原卫生计生）部门	
30	婴儿死亡率（%）	婴儿出生后不满周岁死亡人数占同期活产儿总数的比率	年内未满1岁婴儿死亡数/同年活产儿总数×1000%	市域	卫生健康（原卫生计生）部门	
31	5岁以下儿童死亡率（%）	规定年份出生的儿童在年满5岁前死亡的概率（表示每1000名活产的比率），但须以现有年龄死亡率为准	同年5岁以下儿童死亡数/同年活产儿总数×1000%	市域	卫生健康（原卫生计生）部门	
32	孕产妇死亡率（1/10万）	从妊娠开始至产后42天内死于各种原因的孕产妇，占同期每10万次分娩活产数的比例	某年某地区孕产妇死亡数/同年同地区活产数×100000	市域	卫生健康（原卫生计生）部门	
33	城乡居民达到《国民体质测定标准》合格以上的人数比例（%）	城乡居民20~39岁组《国民体质测定标准》综合得分≥23分的人数以及40~59岁组综合得分≥18分的人数的总和占监测总人数（20~59岁）的比例	（20~39岁组《国民体质测定标准》综合得分≥23分的人数+40~59岁组《国民体质测定标准》综合得分≥18分的人数）/监测总人数（20~59岁）×100%	市域	体育部门	
34	甲乙类传染病发病率（1/10万）	《中华人民共和国传染病防治法》规定管理的传染病分甲类、乙类、丙类三类，其中甲乙类传染病报告发病数占同期全市常住人口数的比例	甲乙类传染病报告发病数/同期全市常住人口数×100000	市域	卫生健康（原卫生计生）部门	

续表

序号	指标名称	指标定义	计算方法	口径范围	来源部门	备注
35	重大慢性病过早死亡率（%）	30~70岁人群因心脑血管疾病、癌症、慢性呼吸系统疾病和糖尿病死亡的概率	可通过30~70岁间四类慢病合并的年龄别（5岁组）死亡率来推算（具体计算方法见"※注释"）	市域	卫生健康（原卫生计生）部门	
36	18~50岁人群高血压患病率（%）	18~50岁常住人口中患高血压人数占该人群人口总数的比例	18~50岁常住人口高血压患者数／同年18~50岁常住人口总数×100%	市域	卫生健康（原卫生计生）部门	
37	肿瘤年龄标化发病率变化幅度（%）	辖区居民当年肿瘤年龄标化发病率与上年相比增长的幅度	（当年肿瘤年龄标化发病率－上年肿瘤年龄标化发病率）／上年肿瘤年龄标化发病率×100%	市域	卫生健康（原卫生计生）部门	
38	居民健康素养水平（%）	具备基本健康素养居民占所有居民的比例	调查居民中具备基本健康素养的人数／被调查居民总数×100%	市域	卫生健康（原卫生计生）部门	需要提供有本市代表性的调查数据
39	15岁以上人群吸烟率（%）	抽样调查人群（15岁及以上）中吸烟者占调查者总数的比例	被调查者中吸烟者人数／被调查者总数×100%	市域	卫生健康（原卫生计生）部门	需要提供有本市代表性的调查数据
40	经常参加体育锻炼人口比例（%）	经常参加体育锻炼的人数占常住总人口数的比例。经常参加体育锻炼指每周参加体育锻炼活动不少于3次、每次不少于30分钟、锻炼强度中等以上	经常参加体育锻炼的人数／常住人口数×100%	市域	体育部门	
41	媒体健康科普水平	相关部门在不同类型大众媒体上开展健康教育和健康科普，包括面向公众的以健康为主题的网站／主页、电视台、广播电台、报纸期刊4类媒体上均设置了固定的健康栏目来开展健康教育和健康科普，在电视台、广播电台、报纸期刊上设置固定的健康栏目	在面向公众的以健康为主题的网站／主页、电视台、广播电台、报纸期刊4类媒体上均设置了固定的健康科普、体育和健康科普，得4分，少一类减1分	市域	卫生健康（原卫生计生）、宣传、广电等部门	可从"卫计统计40-1表"中获取相关数据

续表

序号	指标名称	指标定义	计算方法	口径范围	来源部门	备注
42	注册志愿者比例（%）	本市"全国志愿服务信息系统"中注册的志愿者人数占全市人口总数的比例	本市"全国志愿服务信息系统"中注册的志愿者总人数／本市常住人口总人数×100%	市域	民政、文明办、共青团等部门	

※注释：重大慢性病过早死亡率计算方法

30～70岁四类慢病过早死亡率可通过30～70岁间四类慢病合并的年龄别（5岁组）死亡率来推算，这也是国际通用的测算方法。30～70岁四类慢病无条件概率计算公式为：$40×q_{30}=1-\prod\limits_{x=30}^{65}(1-5×q_x)$。其中，$5×q_x$为对于每个5岁组，死于四类慢病的概率，计算公式为：$5×q_x=\dfrac{5×M_x×5}{1+5×M_x×2.5}$

其中，$5×M_x=\dfrac{年龄X与X+5间四类慢病死亡数}{年龄X与X+5间总人口}$。

抄送：全国爱卫会主任、副主任、委员，各计划单列市爱卫会
国家卫生健康委办公厅
2018年3月30日印发
校对：王璐

关于推进健康企业建设的通知

全爱卫办发〔2019〕3号

各省、自治区、直辖市及新疆生产建设兵团爱卫办、卫生健康委、工信委（经信委、厅）、生态环境厅（局）、工会、团委、妇联，中国疾病预防控制中心：

为贯彻党的十九大和十九届二中、三中全会及全国卫生与健康大会精神，落实《中华人民共和国职业病防治法》《"健康中国2030"规划纲要》《关于实施健康中国行动的意见》《关于开展健康城市健康村镇建设的指导意见》等要求，深入开展健康城市健康村镇建设，促进健康"细胞"建设广泛开展，我们组织制定了《健康企业建设规范（试行）》，现印发给你们，请结合实际参照执行。同时，就做好有关工作提出如下要求：

一、加强组织领导

健康企业建设坚持党委政府领导、部门统筹协调、企业负责、专业机构指导、全员共建共享的指导方针，按照属地化管理、自愿参与的原则，面向全国各级各类企业开展，具体管理办法由各省级爱卫会结合本地实际研究制订。地方各级爱卫会要充分发挥政府议事协调机构的统筹协调作用，把健康企业建设纳入健康城市健康村镇建设的总体部署，确定推进本地健康企业建设的具体工作举措，明确有关部门职责分工，加强协调配合，形成工作合力。各级爱卫会办公室具体承担好部门协调、信息沟通、指导检查等工作。卫生健康部门负责做好卫生与健康服务技术指导，开展职业病防治和职业健康有关工作，加强健康教育和健康知识普及。工业和信息化部门要发挥行业管理作用，促进企业积极参与。生态环境部门负责监督管理影响劳动者健康的生态环境问题。工会要积极配合有关部门，宣传健康企业理念，倡导劳动者积极参与，维护劳动者相关权益，促进健康文化，和谐劳动关系。共青团、妇联要维护好团员、青年和妇女等劳动者的健康权益。

二、强化技术支撑

各地要充分发挥专业技术机构和专家作用，为健康企业建设的政策制定、标准研制、师资培训、考核评估、经验总结等提供专业技术支撑。全国爱卫办委托中国疾病预防控制中心职业卫生与中毒控制所作为全国健康企业建设技术指导单位。各地要结合实际，委托符合条件的专业技术机构承担健康企业建设的技术指导工作，参照《健康企业建设规范（试行）》要求，定期对建设效果进行评估，不断完善健康企业建设的举措。

三、广泛宣传动员

各地爱卫办要会同有关部门，充分利用电视、报纸等传统媒体和微博、微信等新媒体，加强对健康企业建设工作的政策宣传，对健康企业建设的好做法、好经验进行总结和报道，推动全社会关心、关注、支持健康企业建设。全国爱卫办将会同有关部门，对各地健康企业建设的示范典型进行经验推广和交流，带动全国健康企业建设工作全面深入开展。

附件：健康企业建设规范（试行）

全国爱卫办

国家卫生健康委

工业和信息化部

生态环境部

全国总工会

共青团中央

全国妇联

2019年10月21日

（信息公开形式：主动公开）

附件

健康企业建设规范（试行）

　　健康企业是健康"细胞"的重要组成之一，通过不断完善企业管理制度，有效改善企业环境，提升健康管理和服务水平，打造企业健康文化，满足企业员工健康需求，实现企业建设与人的健康协调发展。健康企业建设坚持党委政府领导、部门统筹协调、企业负责、专业机构指导、全员共建共享的指导方针，按照属地化管理、自愿参与的原则，面向全国各级各类企业开展。

第一章　建立健全管理制度

　　第一条　企业成立健康企业建设工作领导小组。制定健康企业工作计划，明确部门职责并设专兼职人员负责健康企业建设工作。鼓励企业设立健康企业建设专项工作经费，专款专用。

　　第二条　结合企业性质、作业内容、劳动者健康需求和健康影响因素等，建立完善与劳动者健康相关的各项规章制度，如劳动用工制度、职业病防治制度、建设项目职业病防护设施"三同时"管理制度、定期体检制度、健康促进与教育制度等。保障各项法律法规、标准规范的贯彻执行。

　　第三条　规范企业劳动用工管理，依法与劳动者签订劳动合同，明确劳动条件、劳动保护和职业病危害防护措施等内容，按时足额缴纳工伤保险保费。鼓励企业为员工投保大病保险。

　　第四条　完善政府、工会、企业共同参与的协商协调机制，构建和谐劳动关系。采取多种措施，发动员工积极参与健康企业建设。

第二章　建设健康环境

　　第五条　完善企业基础设施，按照有关标准和要求，为劳动者提供布局合理、设施完善、整洁卫生、绿色环保、舒适优美和人性化的工作生产环境，无卫生死角。

　　第六条　废气、废水、固体废物排放和贮存、运输、处理符合国家、地方相关标准和要求。

　　第七条　开展病媒生物防制，鼠、蚊、蝇、蟑螂等病媒生物密度得到有效控制，符合国家卫生标准和要求。

　　第八条　工作及作业环境、设备设施应当符合工效学要求和健康需求。工作场所采光、照明、通风、保温、隔热、隔声、污染物控制等方面符合国家、地方相关标准和要求。

第九条　全面开展控烟工作，打造无烟环境。积极推动室内工作场所及公共场所等全面禁烟，设置显著标识，企业内无烟草广告和促销。

第十条　加强水质卫生管理，确保生活饮用水安全。

第十一条　企业内部设置的食堂应当符合《食品安全法》相关规定要求，达到食品安全管理等级B级以上；未设置食堂的，就餐场所不能与存在职业性有害因素的工作场所相毗邻，并应当设置足够数量的洗手设施。

第十二条　厕所设置布局合理、管理规范、干净整洁。

第十三条　落实建设项目职业病防护设施"三同时"（同时设计、同时施工、同时投入生产和使用）制度，做好职业病危害预评价、职业病防护设施设计及竣工验收、职业病危害控制效果评价。

第三章　提供健康管理与服务

第十四条　鼓励依据有关标准设立医务室、紧急救援站等，配备急救箱等设备。企业要为员工提供免费测量血压、体重、腰围等健康指标的场所和设施。

第十五条　建立企业全员健康管理服务体系，建立健康检查制度，制定员工年度健康检查计划，建立员工健康档案。设立健康指导人员或委托属地医疗卫生机构开展员工健康评估。

第十六条　根据健康评估结果，实施人群分类健康管理和指导，降低职业病及肥胖、高血压、糖尿病、高脂血症等慢性病患病风险。

第十七条　制订防控传染病、食源性疾病等健康危害事件的应急预案，采取切实可行措施，防止疾病传播流行。

第十八条　鼓励设立心理健康辅导室。制订并实施员工心理援助计划，提供心理评估、心理咨询、教育培训等服务。

第十九条　组织开展适合不同工作场所或工作方式特点的健身活动。完善员工健身场地及设施，开展工间操、眼保健操等工作期间劳逸结合的健康运动。

第二十条　落实《女职工劳动保护特别规定》，加强对怀孕和哺乳期女职工的关爱和照顾。积极开展婚前、孕前和孕期保健，避免孕前、孕期、哺乳期妇女接触有毒有害物质和放射线。将妇科和乳腺检查项目纳入女职工健康检查。企业应当根据女职工的需要按规定建立女职工卫生室、孕妇休息室、哺乳室、母婴室等设施。

第二十一条 企业主要负责人和职业卫生管理人员应当遵守职业病防治法律、法规，依法组织本单位的职业病防治工作。建立健全职业卫生管理制度、操作规程、职业卫生档案和工作场所职业病危害因素监测及评价制度，实施工作场所职业病危害因素日常监测和定期检测、评价。

第二十二条 对存在或者产生职业病危害的工作场所设置警示标识和中文警示说明。对产生严重职业病危害的工作岗位，应当设置职业病危害告知卡。对可能导致急性职业损伤的有毒、有害工作场所，应当设置报警装置，配置现场急救用品、冲洗设备、应急撤离通道和必要的泄险区。建立、健全职业病危害事故应急救援预案。

第二十三条 建立完善职业健康监护制度，对从事接触职业病危害作业的劳动者进行上岗前、在岗期间和离岗时的职业健康检查。规范建立职业健康监护档案并定期评估，配合做好职业病诊断与鉴定工作。妥善安置有职业禁忌、职业相关健康损害和患有职业病的员工，保护其合法权益。依法依规安排职业病病人进行治疗、康复和定期检查。对从事接触职业病危害的作业的劳动者，给予适当岗位津贴。

第二十四条 优先采用有利于防治职业病和保护劳动者健康的新技术、新工艺、新设备、新材料，逐步替代职业病危害严重的技术、工艺、设备、材料。

第二十五条 企业主要负责人、职业卫生管理人员接受职业卫生培训。对劳动者进行上岗前的职业卫生培训和在岗期间的定期职业卫生培训，普及职业卫生知识，增强职业病防范意识和能力。

第四章 营造健康文化

第二十六条 通过多种传播方式，广泛开展健康知识普及，倡导企业员工主动践行合理膳食、适量运动、戒烟限酒等健康生活方式。积极传播健康先进理念和文化，鼓励员工率先树立健康形象，鼓励评选"健康达人"，并给予奖励。

第二十七条 定期组织开展传染病、慢性病和职业病防治及心理健康等内容的健康教育活动，提高员工健康素养。

第二十八条 定期对食堂管理和从业人员开展营养、平衡膳食和食品安全相关培训。

第二十九条 关爱员工身心健康，构建和谐、平等、信任、宽容的人文环境。采取积极有效措施预防和制止工作场所暴力、歧视和性骚扰等。

第三十条 切实履行社会责任，积极参与无偿献血等社会公益活动。

全国爱卫办关于全国健康城市评价结果的通报

全爱卫办函〔2019〕24号

各省、自治区、直辖市及新疆生产建设兵团爱卫办：

2019年，全国爱卫办依据《全国健康城市评价指标体系（2018版）》，对全国所有国家卫生城市组织开展了评价工作。全国共有314个国家卫生城市（区）填报了2018年度全国健康城市评价数据。

从评价结果看，各地健康城市建设工作稳步推进，健康治理水平不断提升，在健康环境、健康社会、健康服务、健康文化等领域取得较为显著的成效。在参评的37项指标中，33项指标较上一年度有所提升，其中每万人口全科医生数、每千人食品抽样检验批次数和居民健康素养水平等3项指标增幅超过15%，29项指标高于全国平均值，24项已超过2020年国家目标值。参评城市（区）人均预期寿命中位数达到79.15岁，婴儿死亡率降低到2.88‰，5岁以下儿童死亡率降低到4.07‰，孕产妇死亡率降低到8.88万/10万，城市人群健康水平总体优于全国平均水平。

根据评价结果，我办确定了2018年度健康城市建设示范市、各省份排名第一位城市和进步最快城市名单（见附件1、2、3），

对这些城市提出表扬。希望各地再接再厉，勤奋工作，为深入开展健康城市建设工作、推动健康中国建设再创佳绩。

附件：1. 2018年度健康城市建设示范市名单

2. 2018年度各省份健康城市建设排名第一位城市名单

3. 2018年度健康城市建设进步最快城市名单

全国爱卫办

2019年12月24日

（信息公开形式：主动公开）

附件1

2018年度健康城市建设示范市名单

序号	城市（区）	城市级别	地区
1	北京东城	直辖市辖区	东部
2	江苏苏州	地级及以上市	东部
3	江苏江阴	县级市	东部
4	江苏张家港	县级市	东部
5	江苏无锡	地级及以上市	东部
6	江苏宜兴	县级市	东部
7	北京西城	直辖市辖区	东部
8	江苏太仓	县级市	东部
9	江苏常州	地级及以上市	东部
10	上海金山	直辖市辖区	东部
11	江苏东台	县级市	东部
12	上海虹口	直辖市辖区	东部
13	上海黄浦	直辖市辖区	东部
14	浙江桐乡	县级市	东部
15	广东珠海	地级及以上市	东部
16	江苏靖江	县级市	东部
17	江苏常熟	县级市	东部
18	山东威海	地级及以上市	东部
19	北京石景山	直辖市辖区	东部

附件2

2018年度各省份健康城市建设排名第一位城市名单

序号	省（直辖市、自治区）	城市（区）	城市级别
1	北京	东城区	直辖市辖区
2	天津	和平区	直辖市辖区
3	河北	迁安市	县级市
4	山西	侯马市	县级市
5	内蒙古	包头市	地级及以上市
6	辽宁	大连市	地级及以上市
7	吉林	延吉市	县级市
8	黑龙江	海林市	县级市
9	上海	金山区	直辖市辖区
10	江苏	苏州市	地级及以上市
11	浙江	桐乡市	县级市
12	安徽	马鞍山市	地级及以上市
13	福建	福州市	地级及以上市
14	江西	宜春市	地级及以上市
15	山东	威海市	地级及以上市
16	河南	登封市	县级市
17	湖北	宜昌市	地级及以上市
18	湖南	益阳市	地级及以上市
19	广东	珠海市	地级及以上市
20	广西	南宁市	地级及以上市
21	海南	琼海市	县级市
22	重庆	南岸区	直辖市辖区
23	四川	成都市	地级及以上市
24	贵州	遵义市	地级及以上市

续表

序号	省（直辖市、自治区）	城市（区）	城市级别
25	云南	玉溪市	地级及以上市
26	陕西	汉中市	地级及以上市
27	甘肃	嘉峪关市	地级及以上市
28	青海	西宁市	地级及以上市
29	宁夏	石嘴山市	地级及以上市
30	新疆	克拉玛依市	地级及以上市

说明：不包括西藏和兵团。

附件3

2018年度健康城市建设进步最快城市名单

序号	城市（区）	城市级别	地区
1	重庆南岸	直辖市辖区	西部
2	陕西汉中	地级及以上市	西部
3	贵州清镇	县级市	西部
4	河南安阳	地级及以上市	中部及东北
5	湖南资兴	县级市	中部及东北
6	北京昌平	直辖市辖区	东部
7	湖北天门	县级市	中部及东北
8	内蒙古包头	地级及以上市	西部
9	天津河西	直辖市辖区	东部
10	江苏泰州	地级及以上市	东部

国务院关于深入开展爱国卫生运动的意见

国发〔2020〕15号

各省、自治区、直辖市人民政府，国务院各部委、各直属机构：

爱国卫生运动是我们党把群众路线运用于卫生防病工作的成功实践，是贯彻预防为主方针的伟大创举。党的十八大以来，爱国卫生运动进一步强化党和政府领导，组织发动群众开展了一系列活动，有效改善了城乡环境卫生状况，群众健康素养显著提升，疾病防控取得显著成效。当前，爱国卫生工作仍存在一些薄弱环节，城乡区域发展不平衡不充分的问题仍然突出，工作方式方法比较单一，信息化程度还不高，基层机构和能力弱化。新冠肺炎疫情防控暴露出爱国卫生工作在环境卫生长效管理、群众组织动员和健康素养提升等方面仍存在短板。为深入贯彻习近平总书记关于爱国卫生工作的重要指示精神，落实党中央、国务院决策部署，继承和发扬爱国卫生运动优良传统，充分发挥爱国卫生运动的制度优势、组织优势、文化优势和群众优势，将爱国卫生运动与传染病、慢性病防控等紧密结合，全面改善人居环境，加快形成文明健康、绿色环保的生活方式，有效保障人民群众健康，提出以下意见。

一、总体要求

（一）指导思想。以习近平新时代中国特色社会主义思想为指导，全面贯彻党的十九大和十九届二中、三中、四中、五中全会精神，坚持以人民健康为中心，政府主导、跨部门协作、全社会动员，预防为主、群防群控，丰富工作内涵，创新方式方法，总结推广新冠肺炎疫情防控中的有效经验做法，突出问题和结果导向，强化大数据应用和法治化建设，着力改善人居环境，有效防控传染病和慢性病，提高群众健康素养和全民健康水平，为实现健康中国目标奠定坚实基础。

（二）总体目标。公共卫生设施不断完善，城乡环境面貌全面改善，文明健康、绿色环保的生活方式广泛普及，卫生城镇覆盖率持续提升，健康城市建设深入推进，健康细胞建设广泛开展，爱祖国、讲卫生、树文明、重健康的浓厚文化氛围普遍形成，爱国卫生运动传统深入全民，从部门到地方、从社会到个人、全方位多层次推进爱国卫生运动的整体联动新格局基本建立，社会健康综合治理能力全面提高。

二、完善公共卫生设施，改善城乡人居环境

（三）推进城乡环境卫生综合整治。以重点场所、薄弱环节为重点，全面推进城乡环境卫生综合整治，建立健全环境卫生管理长效机制，补齐公共卫生环境短板。推进农贸市场合理布局和标准化建设，规范市场功能分区设置，逐步取消市场活禽交易，维护好市场及周边环境卫生。加强小餐饮店、小作坊等食品生产经营场所环境卫生整治，推进餐饮业"明厨亮灶"。持续抓好城市老旧小区、城中村、城乡结合部、背街小巷、建筑工地等环境卫生管理。推进村庄清洁行动，深入持久开展农村人居环境整治。加强大气、水、土壤污染治理，严格实行污染物排放总量控制，严厉打击违法排污行为。逐步建立环境与健康调查、监测和风险评估制度，定期开展城乡环境卫生状况评价。

（四）加快垃圾污水治理。加强城市生活垃圾和污水处理设施建设，做好生活垃圾分类投放、分类收集、分类运输、分类处理，逐步实现城市生活垃圾减量化和资源化、无害化处理。通过政策鼓励、宣传教育等，引导群众主动参与垃圾分类。持续推进县域生活垃圾和污水统筹治理，有条件的地方垃圾污水处理设施和服务向农村延伸。因地制宜加强农村生活污水处理设施建设，确保污水不乱排。建立完善农村垃圾收运处置体系，开展垃圾源头减量、就地分类和资源化利用。积极开展农业面源污染治理，推进农药化肥减量增效、农膜回收利用、畜禽粪污和农作物秸秆资源化利用。加快医疗废物处置设施建设，完善医疗废物和污水处理。

（五）全面推进厕所革命。扎实推进农村户用卫生厕所建设改造，引导农村新建住房配套建设卫生厕所，人口规模较大村庄配套建设公共卫生厕所，强化管理维护，逐步扩大厕所粪污无害化处理和资源化利用覆盖面。推进学校厕所改造建设，提升规范化卫生管理水平，抓好粪污无害化处理。深入推进旅游厕所提档升级，提升管理维护水平。大力开展农贸市场、医疗卫生机构、客运站等重点公共场所厕所环境整治，有效改善厕所环境卫生状况。

（六）切实保障饮用水安全。依法严格饮用水水源保护区管理。完善水源保护、自来水生产、安全供水全过程监管体系，加强对饮用水水源、水厂供水和用水点的水质监测。推进规模化供水工程建设以及人口分散区域的小型供水工程规范化改造，不断提高农村供水保障水平。加快城市供水设施建设改造，提高供水能力，扩大供水范围。加强城市二次供水规范化管理。

（七）强化病媒生物防制。健全病媒生物监测网络，加强病媒生物监测，发生传

染病疫情时增加监测频率、扩大监测范围，及时掌握病媒生物密度、种属和滋生情况，科学制定防制方案。坚持日常防制和集中防制、专业防制和常规防制相结合，积极开展以环境治理为主、药物防制为辅的病媒生物防制工作。消除病媒生物滋生环境，切断传染病传播途径，有效防控登革热、寨卡病毒病等媒介传染病。强化病媒消杀队伍建设，提升病媒生物防制能力。

三、开展健康知识科普，倡导文明健康、绿色环保的生活方式

（八）培养文明卫生习惯。广泛开展健康科普进村镇、进社区、进机关、进企业、进学校、进家庭活动，宣传公共卫生安全、重大疾病防控及不同季节重点流行疾病防控等卫生健康知识，引导群众践行健康强国理念，推广不随地吐痰、正确规范洗手、室内经常通风、科学佩戴口罩、保持社交距离、注重咳嗽礼仪、推广分餐公筷、看病网上预约等新冠肺炎疫时好习惯，筑牢传染病防控第一道防线。树立良好的饮食风尚，深入开展减油、减盐、减糖行动，革除滥食野生动物陋习，在机关、企事业单位和餐饮行业积极推广分餐制，倡导聚餐使用公勺公筷。将健康教育纳入国民教育体系，作为中小学素质教育的重要内容，以"小手拉大手"促进全社会形成文明卫生习惯。通过设立文明引导员、开展"随手拍"等方式，形成约束有力的社会监督机制，促进文明卫生习惯长效化。及时借鉴推广有关地方经验，通过出台法规规章强化落实个人公共卫生责任。

（九）倡导自主自律健康生活。充分利用爱国卫生月等各类活动，发挥权威专家作用，加大健康生活方式科普力度，引导群众主动学习掌握健康技能，养成戒烟限酒、适量运动、合理膳食、心理平衡的健康生活方式，有效预防高血压、糖尿病等慢性病。针对妇女、儿童青少年、职业人群、老年人等人群及其关注的健康问题，做好精准宣传和健康干预。以多种教育教学形式对学生进行健康干预，科学指导学生有效防控近视、肥胖等。利用人工智能、可穿戴设备等新技术手段，开展参与式健康活动，推广使用家庭健康工具包。加快无烟机关、无烟家庭、无烟医院、无烟学校等无烟环境建设。健全全民健身公共服务体系，完善体育健身设施，实施国家体育锻炼标准，广泛开展全民健身赛事活动，加强科学健身指导服务，营造良好的全民健身氛围。

（十）践行绿色环保生活理念。积极开展生态道德宣传教育，引导群众尊重自然、顺应自然、保护自然，切实增强节约意识、环保意识和生态意识。大力开展节约型机关、绿色家庭、绿色学校、绿色社区创建等行动，倡导简约适度、绿色低碳生

活，引导群众争做生态环境的保护者、建设者。倡导珍惜水、电等资源能源，树立爱粮节粮等意识，拒绝"舌尖上的浪费"。完善城市慢行系统，优先发展公共交通，加快构建绿色低碳交通体系，大力倡导绿色出行。倡导使用环保用品，推动塑料产品替代和限制使用，加快推进不可降解塑料袋、一次性餐具等的限制禁止工作，解决过度包装问题。

（十一）促进群众心理健康。加强心理健康科普宣传，传播自尊自信、理性平和、乐观积极的理念和相关知识，引导形成和谐向上的家庭和社会氛围。健全传染病、地震、洪涝灾害等突发公共事件处置中的社会心理健康监测预警机制，强化心理健康促进和心理疏导、危机干预。建立健全政府、社会组织、专业机构、高等院校和科研院所共同参与的心理健康咨询服务机制，充分发挥"互联网＋"作用，为群众提供方便可及的心理健康服务。加强心理健康服务志愿者队伍建设，支持拓展心理健康宣传疏导等志愿服务。

四、加强社会健康管理，协同推进健康中国建设

（十二）大力推进卫生城镇创建。完善国家卫生城镇创建标准，引导各地全面提升公共卫生环境设施建设和管理水平，营造干净整洁舒适的宜居环境。优化国家卫生城镇评审流程，完善长效化动态管理机制，探索建立定期抽查制度。充分利用信息化技术手段开展国家卫生城镇评审工作，切实提升工作效率，减轻基层负担。按照国家有关规定，采取评比、表彰等措施鼓励各地积极主动创建国家卫生城镇，有效破解环境卫生管理难题，打造良好生活环境。

（十三）全面开展健康城市建设。适应经济社会发展和健康中国建设需要，因地制宜开展健康城市建设，打造卫生城市升级版，建成一批健康城市建设样板。修订完善健康城市建设评价指标体系，将健康中国行动相关要求纳入评价范围，探索开展基于大数据的第三方评价，推动健康中国行动落地见效。推动各地把全生命周期健康管理理念贯穿城市规划、建设、管理全过程各环节，健全完善相关法规规章，制订出台并不断完善城市卫生健康、法治、教育、社会保障、交通、食品、药品、体育健身、养老服务等各领域的综合策略和干预措施。加快建设适应城镇化快速发展、城市人口密集集中特点的公共卫生体系，强化健康风险防控，从源头上消除影响健康的各种隐患。建立健康影响评估制度，推动各地系统评估各项经济社会发展规划、政策法规及重大工程项目对健康的影响，全力推动将健康融入所有政策。

（十四）加快健康细胞建设。制订健康村镇、健康社区、健康单位（企业）、健康学校、健康家庭等健康细胞建设标准，引导和规范各地健康细胞建设。鼓励各地根据自身经济发展水平、文化特点等，以整洁宜居的环境、便民优质的服务、和谐文明的文化为主要内容，培育一批健康细胞建设特色样板，发挥辐射带动作用。有针对性采取措施，着力推动全社会健康环境改善、健康服务优化、健康教育普及和健康行为养成，推动公共卫生服务下沉，筑牢健康中国建设的微观基础。

五、创新工作方式方法，提升科学管理水平

（十五）加强法治化保障。推进实施基本医疗卫生与健康促进法、传染病防治法等法律法规，落实相关工作要求。制定出台全国层面的爱国卫生法规，将实践证明行之有效的好经验、好做法凝练提升为法律制度，进一步明确爱国卫生工作的目标任务、工作方法、管理措施和各方责任，指导各地及时修订完善地方爱国卫生法规规章。完善爱国卫生工作相关技术标准，推进工作规范化、标准化。

（十六）强化社会动员。加快爱国卫生与基层治理工作融合，推动形成自上而下行政动员与自下而上主动参与结合、平战结合的群众动员机制。推进村（居）民委员会公共卫生委员会建设和社区网格化管理，以基层爱国卫生工作人员为主，以家庭医生、计生专干、专业社会工作者、物业服务人员、志愿者等组成的兼职爱国卫生队伍为辅，推动组建居民健康管理互助小组，提高基层公共卫生工作能力水平。依托乡镇人民政府（街道办事处）、村（居）民委员会等基层组织及机关、企事业单位，发挥工会、共青团、妇联等群团组织作用，推广周末大扫除、卫生清洁日活动及制定村规民约、居民公约等有效经验，推动爱国卫生运动融入群众日常生活。通过政府购买服务等方式，支持社会组织、专业社会工作者和志愿者积极参与。

（十七）加强政策研究和技术支撑。深入开展环境卫生治理、社会健康管理等爱国卫生政策理论研究，充分发挥社会组织、专业机构、高等院校和科研院所等作用，加强爱国卫生工作技术指导、政策咨询和宣传引导。建立健全专家咨询制度，开展政策效果分析，推进爱国卫生专业技术开发，建立健全规范化的技术培训制度。加强爱国卫生信息化建设，充分利用大数据、人工智能等新技术开展爱国卫生工作，提高科学决策和精细管理能力。

六、强化组织实施

（十八）加强组织领导。各地要进一步统一思想、提高认识，把爱国卫生工作列入政府重要议事日程，纳入政府绩效考核指标，常抓不懈推动工作落实。各部门要加强工作协调联动，按照职责分工扎实部署推进本领域相关工作。各级爱国卫生运动委员会要把爱国卫生运动与群众性精神文明创建活动有机结合，制订具体工作方案和计划，明确责任分工、细化目标任务，确保各项工作取得实效。要及时总结和推广各地各部门典型经验和做法，建立定期通报机制，对工作突出、成效明显的给予表扬，对做出重要贡献的按照国家有关规定予以表彰，对措施不力、工作滑坡的给予批评并督促整改。

（十九）加强工作保障。各地要进一步强化爱国卫生工作体系建设，在部门设置、职能调整、人员配备、经费投入等方面予以保障，街道（乡镇）、社区（村）、机关、企事业单位要明确专兼职爱国卫生工作人员，推动爱国卫生各项工作落实到城乡基层。加强爱国卫生工作人员能力建设，提高统筹谋划、协调动员、科学管理等能力水平。

（二十）加强宣传引导。充分利用各类媒体特别是互联网、移动客户端等新媒体，全方位、多层次宣传爱国卫生运动，提升宣传效果，凝聚全社会共识，引导群众关心关注、积极参与。畅通监督渠道，主动接受社会和群众监督，及时回应社会关切，认真解决群众反映的问题，不断提高群众满意度和获得感，营造良好的社会氛围。

（二十一）加强国际合作。积极参与全球卫生治理，围绕全球公共卫生面临的问题和挑战，开展多层面国际交流合作，推动构建人类卫生健康共同体。加强与有关国际组织、世界各国的沟通交流与合作，学习借鉴健康城市、控烟等领域工作理念和经验做法，讲好爱国卫生运动的中国故事，不断促进爱国卫生运动深入开展。

国务院

2020年11月14日

（此件公开发布）

健康城市上海共识

2016年11月21日，来自全球100多个城市的市长相聚于中国上海，充分认识到健康与城市可持续发展相辅相成、密不可分，并坚定不移推进二者共同发展。我们也认识到健康和福祉是联合国2030发展议程和可持续发展目标的核心。

为健康福祉努力的城市是可持续发展的关键

市长和地方领导在各项可持续发展目标的实现过程中扮演着决定性角色。作为市长，我们有责任在当地采取行动，并与其他区域合作，建设包容、安全、具抵御灾害能力、可持续和健康的城市。城市发展不能落下任何人，城市属于所有的居民。

健康源于人们每日生活的环境，源于所有年龄的人们共同生活、相爱、工作、学习和娱乐的邻里和社区之中。全民健康需要城市领导者和市民的共同参与。市民的健康是任何城市成功实现可持续发展最有力和最有效的标志之一，这使得健康成为每一个市长工作议题的核心。

我们认识到所承担的为每一位市民创造更加健康、安全和满意生活的政治责任。城市的规划和决策与社区息息相关，因此必须听取社区居民的意见、声音和需求。我们力求消除一切有碍公民赋权的壁垒——尤其是为妇女、儿童和其他弱势群体扫除障碍，并充分实现城市中各年龄段人群的潜力和才能。

我们承诺实现良好的健康治理

数十年来，健康城市一直是实现良好健康治理、提高健康素养——即促进健康的有效平台。在此经验的基础上，作为市长，我们致力于在城市治理的所有领域中优先考虑健康相关的政策，并评估所有政策对健康的影响。为了实现可持续发展目标，必须在国际、国内目标以及城市计划和行动中保持协同合作。我们一致同意将健康城市行动基于以下五项治理原则，这些原则体现了可持续发展目标的变革性议程。

健康城市治理五大原则

作为市长，我们承诺遵守健康城市治理五大原则：

1. 将健康作为所有政策的优先考虑：优先实施能够共同实现健康和城市其他发展目标的政策，在制定城市规划中鼓励所有社会各方的参与；

2. 改善社会、经济、环境等所有健康决定因素：实施健康城市发展规划和政策，包括减少贫困和不公平，关注每个人的健康权益，加大社会投入，增进社会包容，促进城市资源可持续利用；

3. 促进社区积极参与：采取综合措施促进学校、工作场所和其他单位的健康；提升人群健康素养;充分利用社会创新和交互技术，使各类人群能够掌握健康知识和技能；

4. 推动卫生和社会服务公平化：确保公共服务公平可及，促进医疗卫生服务全覆盖；

5. 开展城市生活、疾病负担和健康决定因素的监测与评估：根据评估结果改善各项政策，提高执行力度。重点关注不公平问题，增加透明度，强化问责。

我们承诺致力于健康城市行动计划

我们认识到，健康城市建设是一项综合的社会治理工程，并非一个部门之责。

我们也认识到可持续发展目标3（人人享有健康）和可持续发展目标11（建设包容、安全、具抵御灾害能力、可持续发展的城市和人居环境）之间的紧密联系：充分发挥城市潜能，促进健康与福祉、消除健康不公平，共同推动这两个可持续发展目标的实现。

城市处于可持续发展的第一线，我们相信，我们有能力做出真正的改变。我们必须且有信心实现2030议程的本土化，并设立健康目标，强化肩负的责任。我们认识到，城市里的每个人都需要为实现这些宏大的目标付出自己的努力。

十大健康城市优先行动领域

作为市长，我们优先致力于以下10个健康城市建设行动领域，并将其全面融入2030可持续发展议程：

1. 保障居民在教育、住房、就业、安全等方面的基本需求，建立更加公平更可持续的社会保障制度；

2. 采取措施消除城市大气、水和土壤污染，应对环境变化，建设绿色城市和企业，保证清洁的能源和空气；

3. 投资于我们的儿童，优先考虑儿童早期发展，并确保在健康、教育和社会服务方面的城市政策和项目覆盖每个孩子；

4. 确保妇女和女童的环境安全，尤其是保护她们免受骚扰和性别暴力；

5. 提高城市贫困人口、贫民窟及非正式住房居民、移民和难民的健康与生活质量，并确保他们获得负担得起的住房和医疗保健；

6. 消除各种歧视，例如对残疾人士、艾滋病感染者、老年人等的歧视；

7. 消除城市中的传染性疾病，确保免疫接种、清洁水、卫生设施、废物管理和病媒控制等服务；

8. 通过城市规划促进可持续的城市交通，建设适宜步行、运动的绿色社区，完善公共交通系统，实施道路安全法律，增加更多的体育、娱乐、休闲设施；

9. 实施可持续和安全的食品政策，使更多人获得可负担得起的健康食品和安全饮用水，通过监管、定价、教育和税收等措施，减少糖和盐的摄入量，减少酒精的有害使用；

10. 建立无烟环境，通过立法保证室内公共场所和公共交通工具无烟，并在城市中禁止各种形式的烟草广告、促销和赞助。

我们怀着坚定的信念，将为健康做出积极的政治决策

许多城市已经确定了新的城市发展议程，并通过基于城市的网络为可持续发展目标的实现做出贡献。我们将通过健康城市网络为这项运动贡献力量。

我们呼吁，世界上所有的城市，不论大小、贫富，积极参与健康城市建设。

我们郑重承诺相互分享经验和成功做法，在制定当地计划与具体措施过程中充分考虑国际和国内目标，并朝着共同的目标努力——建设我们能力所及的最健康城市。

我们郑重承诺定期相聚，展示和履行我们的政治承诺，以实现这一伟大的议程。我们期望世界卫生组织支持我们在这一领域的努力，并加强其在所有区域的健康城市网络。